先生！親がボケたみたいなんですけど……

和田秀樹

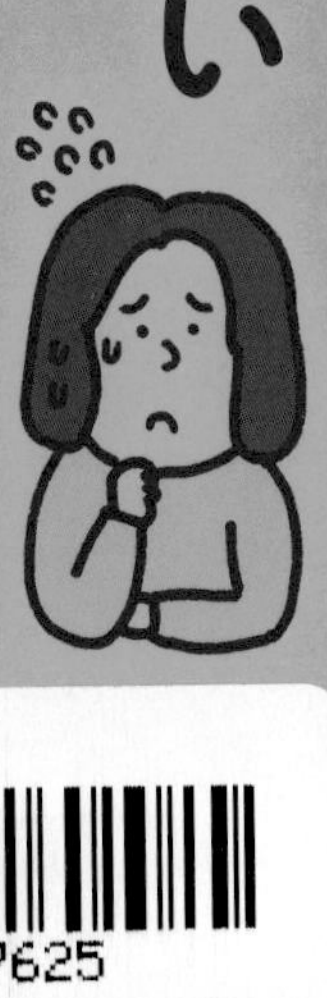

祥伝社

はじめに

後悔しない親子関係のフィナーレを！

「親のボケ」をどう受けとめるか

「あれっ、うちの親、なんか変？」

高齢の親を持っていれば、ほとんどの子どもはそうした瞬間を経験することになります。そして、こうした場合、いわゆる「認知症」の初期症状の可能性があります。

「ああ、ボケちゃったのか……」

その瞬間、子どもは悲しみの感情を抱きます。

しかし、親のボケは本当にそれほど悲しいものなのでしょうか？

私はそうは思いません。

むしろ「長生きしてくれたんだな」と子どもは前向きな姿勢で受け入れるべきなのではないでしょうか。

なぜなら、認知症は、長く生きていれば誰もが通らなければならない道であり、あなた自身もやがて足を踏み入れなければならない道といっていいからです。


「この世の中には、2種類の人しかいない。いま認知症の人、そしてやがて認知症になる人の2種類である」


そんなことをいう人がいます。とりわけ、人生100年時代といわれる日本においては、これは当然といっていいでしょう。

ひと言でいえば、認知症は老化に伴う自然現象だからです。

「長く生きていれば誰でも認知症になる」ということであり、「認知症にならない」

ということは、その前に亡くなったということにすぎないのです。

いまや認知症はがんに匹敵する大テーマ

日本における死亡原因は、男女ともに「がん」が第1位となっていますが、これもまた、当然のことです。

なぜなら、多くの方がご存じのように、がんは細胞の変性によって引き起こされるものですが、多くの場合、細胞の劣化や正常な分裂のし損ないが原因となるからです。

この細胞の劣化やミスコピーはまさしく老化現象の代表的なものです。

長く生きていれば、誰でもがんになる可能性は高まります。

また、認知症は、主として老化に伴う脳の変性が原因で発症します。

その意味でいえば、認知症もがんも、人生100年時代に私たちが向き合わなければならない大きなテーマということができます。

老化に伴って認知症を発症する確率はじつはがん以上です。

残念なことに、がんと同様、症状が進んだ場合、現代の医学では完治する治療法は確立していません。

しかし、老いた親が認知症と診断されたからといって、子どもが絶望する必要もまったくありません。

認知症は、それ自体が直接的に死に結びつく病気ではありませんし、対応次第では症状を緩和させたり、進行を遅らせたりすることが充分に可能だからです。

そして、そのためには、子どもが心がけなければならないことがあります。

- **認知症の兆候を見逃さない**
- **臨床経験が豊富な専門医に診《み》てもらう**
- **「いま現在の親」を受け入れる**
- **「できなくなったこと」を悲観せず、「できること」を維持させる**

そのうえで、「**親に機嫌よく生きてもらうこと**」を最優先にして、子どもは親に向き合うことです。本書では、「親に機嫌よく生きてもらう」ためのポイントをわかりやすく述べました。

親子関係を見つめ直す機会として

少し前、私は長年、老年精神医学に携《たずさ》わってきた者として「人間が年齢を重ねるということがどういうことか」をテーマに『自分が高齢になるということ』(新講社)を上梓《じょうし》しました。おかげさまで大きな反響をいただきました。

本書では、角度を変えて「高齢の親を持つ子ども」という観点から論を展開しています。主として初期の認知症を取り上げていますが、その周辺にある心の病や衰《おとろ》えといったことも含めて、老いた親全般に対する向き合い方、子どもとしての心の持ちようをお伝えしたつもりです。

認知症をはじめとして、老化の症状を見せはじめた親を見つめること、的確な対応をするということは、つまりは「やがて自分がどう生きるか」を学ぶことでもあります。

認知症の親を持つということは、親にとっても子どもにとっても、これまでとは違う**新しい親子関係のステージ**を迎えるということにほかなりません。子どもは新しい役柄を演じなければならないのです。

認知症の親を亡くされた経験のある方は、振り返って「もっとしてあげられることはなかっただろうか」と悔いを述べられることが多くあります。いつかは来る親の死を前に、そして後悔しない親子関係のフィナーレを迎えるために、本書が読者のみなさまのお役に立つことを祈ってやみません。

最後になりますが、刊行に際して多大なご助力をいただいた祥伝社書籍出版部の名波十夢氏に謝意を表したいと思います。

2018年　晩秋

和田秀樹

目次

第1章 そのとき、親には何が起きているのか

第2章

「変わりはじめた親」に子どもはどう向き合えばいいのか 67

第3章

老いた親に機嫌よく生きてもらうために　107

第4章

親子関係のフィナーレで後悔しないために 153

ブックデザイン・イラスト　藤塚尚子（ｅｔｏｋｕｍｉ）
編集協力　エムサット

プロローグ

「あれっ、親がちょっと変？」と感じたら

なんでも「ボケ」で片づけない！

行動の変化にはさまざまな原因がある

「どうも変？」
親に対して子どもがそう感じたとしましょう。

「きれい好きで、おしゃれだったのに着替えをしなくなった」
「これまで好きだった外出をしなくなった」
「毎日、隅から隅まで読んでいた新聞を読まなくなった」

物忘れ以外にも親の様子にそうした変化が見えると、子どもの中に疑念が生まれはじめます。

「うちの親、ボケはじめたのかしら」
「初期の認知症かもしれない」

もちろん、そうした判断が正しいことも多くあります。

しかし、気をつけたいのは、一見認知症にも思える親の変化の原因が、まったく別のところにあるケースがある、ということです。

「認知症との付き合い方を知りたくてこの本を買ったのにいきなり違う話？」と肩すかしを食らったように思われる方もいるかもしれませんが、**じつは認知症と診断されて治療をはじめたのによくならず、よくよく調べて異なる治療を施《ほどこ》したところ症状が改善した、という場合もあります。**

親に疑わしい症状が見られた際には、すぐに「ボケた」と決めてかからず、「本当に認知症であるのかどうか」という視点を忘れずに調べることが大切なのです。

では、その「認知症らしく思えても実際には違うところに原因がある場合」にはどんなものがあるのかというと、**第一には、がんをはじめとしたさまざまな内臓疾患《しっかん》のケース**が挙げられます。

体の調子が悪ければ、行動もこれまでどおりとはいかなくなります。日常的に行なっていたことに対して興味を失ったり、消極的になったりするのは当然のことです。

とくに、高齢者の場合、自分のそうした内臓疾患への自覚症状の感度が鈍くなっていますから、子どもに不調を訴えたり、自ら医者に診てもらったりといった行動にはなかなか出ません。

暑い夏に高齢者が水分補給を忘れて熱中症になってしまうのは、これとよく似ているかもしれません。水分をほしがっている自分の体の声に気がつかないのです。

本当に「認知症」なのか疑ってみる

そして、内臓疾患のケースに劣《おと》らず、むしろそれ以上に「認知症らしく思えても実際には違うところに原因がある場合」として真剣に考えるべきなのが、**老人性の「うつ」**についてです。

精神科医として、老人医療の現場で長年過ごしてきた私は、うつ病が原因でそれまでの行動に大きな変化が生じた患者さんを数多く見てきました。

子どもは、親の行動の変化を見て「おふくろがボケはじめた」「オヤジが認知症になった」というふうに思ってしまうかもしれませんが、じつは老人性のうつでも同じような症状が出ることがありますから注意が必要なのです。

このように、基本的に行動の変化の原因がいろいろあるにもかかわらず、検査も受けさせずに「親がボケた」と結論づけてしまう人たちが少なくありません。

信頼できる老人の専門医の診察を受けていれば、「どうも変？」という親の行動の

変化の原因を突きとめ、治るチャンスを得ることもできるのです。

内科的なトラブルや、うつ病など、「どうも変？」には認知症以外の原因があることも子どもとしては知っておくべきでしょう。

親の変化の原因を突きとめ、スピーディに有効な治療を受けさせるためにも、子どもは親の観察とコミュニケーションを忘れてはなりません。

たとえ親と一緒に暮らしていないケースであっても、電話や手紙での親の言葉遣いなどで「どうも変？」に気づけることは多いはずです。

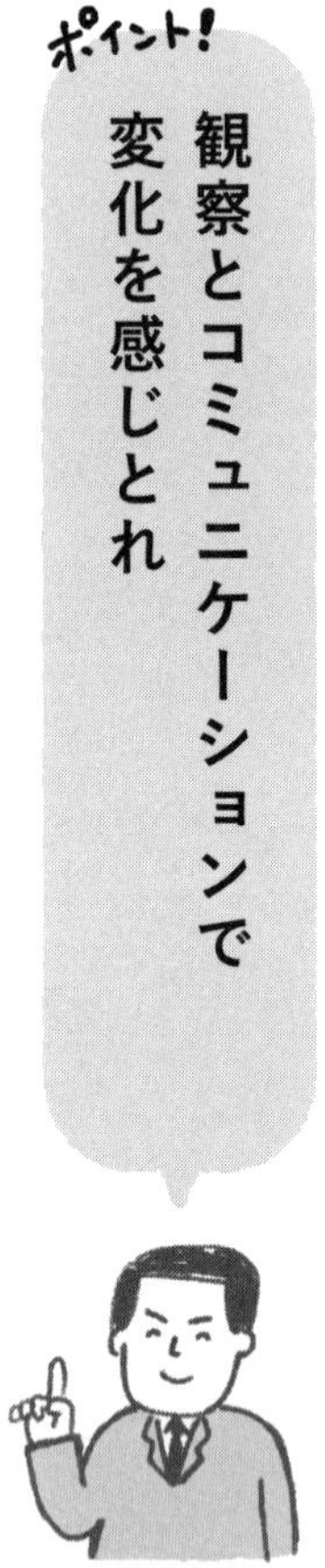
ポイント！
観察とコミュニケーションで
変化を感じとれ

「認知症」の診断が間違いである可能性

「老人性うつ」が「認知症」扱いされるカラクリ

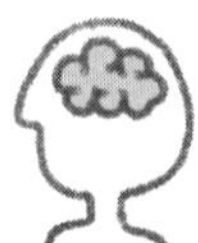

認知症の話に入る前に、認知症との関係性においても重要なことですので、もう少し「うつ」に触れておきます。

「心因《しんいん》反応」という言葉があります。

基本的には、何か心理的に受けた影響を原因として生じた症状のことを指している言葉ですが、この「心因反応」は、不安・不眠・うつ・躁《そう》状態をはじめ、非常に広い範囲の症状に対して使われます。

ですから、医者としては軽いうつ病と推定はされるものの、症状がそれほど重くないようなケースでは「心因反応」と診断することがしばしばあります。

また、医学的に心の病を原因別に考えるとき、「外因性」「心因性」「内因性」の三つに分けることがあります。

「外因性」は体の疾患や薬物の摂取などが原因で、発症した心の病のことです。脳腫《しゅ》瘍《よう》や脳血管の損傷などによって発症します。

「心因性」は心理的な影響を受けて発症した心の病として区分されます。多くのPTSD（心的外傷後ストレス障害）や適応障害などが「心因性」とされています。

「内因性」は遺伝的要素など、外因も心因もはっきりしないのに発症した心の病として区分されます。

そして、ここでみなさんにお伝えしたいのは、うつ病は統合失調症とともに内因性の精神病の代表とされてきたということです。つまり、「うつ病は原因がわからないのに発症することが少なくない」のです。

たとえば、ある高齢女性が長年連れ添った夫に先立たれて、明るかった彼女が1年以上も塞《ふさ》ぎ込んだままだった、といった場合には、医者はおそらく「旦那さんが亡くなった心因反応でのうつ病」と診断するでしょう。

けれども、身内を亡くしたり、不幸な体験をしたりしたわけでもない、つまり明確な「心因反応」は認められない場合にも、うつ病は突然発症することもあるのです。

高齢者でこうした因果関係が見えにくい形でうつ病を発症した場合、その症状がうつだと気づかれず、認知症などと勘違いされる場合が出てくるのです。

注目されない「老人性うつ」

私は、約30年間高齢者の精神医学を専門にしているのですが、老人性のうつは、非常に見過ごされやすい病気であると実感します。

前述したように、軽い認知症であると診断されたりすることが多いのも事実です。医学の世界でもあまり注目されることはありませんでした。

病院の現場においても、本当はうつ病の初期症状なのに、多くの医者は認知症の検査だけを行ないます。

しかし、認知症の所見がないために、重大な病を抱えていないのに、「心気症《しんきしょう》（本当は病気にかかっていないのに、自分で思い込んでしまっている状態）ではないか？」と診断されることさえあるのです。

こうした判断の例は、患者の家族側にも当てはまります。

高齢の親が「いつもより元気がない」「最近だるさが続く」「食欲がない」「夜中に何度も目が覚める」などと訴えるとしましょう。

ところが、子どもや周囲の人は「いやいやお父さん、年とれば誰でも体が弱くなるよ」「目が覚めるのは年のせいじゃない？」などとその訴えに対しての対応を怠《おこた》ります。

しばらくして、専門医に診てもらったら、うつ病だったというケースも少なくありません。

繰り返しますが、**認知症などと比べて、老人性のうつは見過ごされやすいという実情があります。**

だからこそ、『なんか変だな？』と感じたら、まずうつ病を疑いましょう」と私は折あるごとに多くの人にお伝えしています。

また、うつ病が認知症を招くこともよくあることなので、老人性のうつの怖さを知っておいていただければと思います。

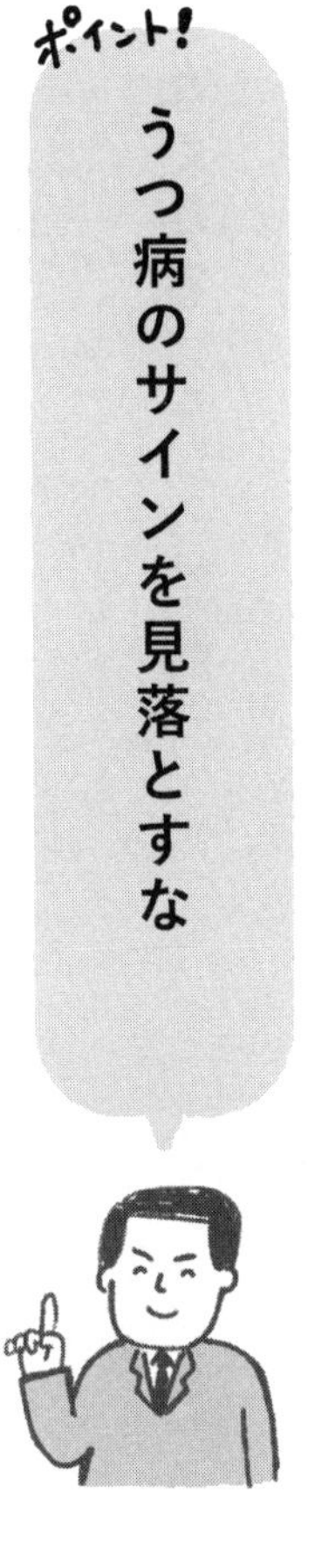

「認知症」に対する心構え

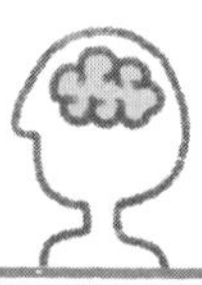

「何もできなくなる」という誤解

よく調べてみた結果、親の「どうも変？」が医者から認知症の初期症状と診断されたとしましょう。では、認知症になるということはどういうことなのでしょうか？

ここで、まず認知症の症状を整理してみましょう。

①記憶障害…………これまで思い出すことのできた記憶が思い出せない。新しい情報を記憶できなくなる

②見当識《けんとうしき》障害…………自分のこと、自分が置かれている状況を正しく認識できなくなる

③判断力障害…………日常生活、仕事に関した的確な判断や思考ができなくなる

④性格の変化………温和→怒りっぽくなる／陽気→陰気／活動的→無気力

⑤実行機能障害……何かを行なうためのプロセス、段取りがわからなくなる

認知症の主要な症状はおおむねこの五つです。

実際、「どうも変？」になった親を専門医に診てもらったところ、認知症と診断されたという経験のある方なら、個々の症状の程度に違いがあるにせよ、思い当たるはずです。

子どもとしては、こうした親の現実を目にしてある意味でショックを受けるかもしれません。

しかし、これは加齢に伴って誰の身にも起こり得ることです。

①の記憶力に関しては、じつはかなり早期、高齢者になる以前に低下する人がいますが、一方で②～⑤の症状については、認知症の中期以降になってから低下します。

ですから、かりに認知症と診断されても、一定の社会生活、家庭生活を送ることに

ついて、子どもとしてあまり悲観する必要はありません。

「認知症になると何もかも失われる」

多くの人が抱いているそうした理解の仕方は、間違っているわけです。

「できることがかぎられるだけ」と理解する

そもそも、現在の認知症の診断基準なりテストの考え方では、いわゆる記憶障害と軽い見当識障害があったら、まず間違いなく認知症という診断を受けてしまいます。

その基準で診察をすれば85歳以上の人の45％、統計によっては55％が認知症と見なされます。さらに90歳以上となると、6割以上の人が認知症という診断が下されるわけです。

ですから、たとえ老いた親が認知症と診断されたとしても、

●若い頃に比べてできることがかぎられるようになった
●できることの精度がいくらか低下した

こう理解すればいいのです。

高齢者にかぎらず、人は加齢によって、運動能力をはじめ、理解力、記憶力など、さまざまな能力が低下します。誰もが逃れることのできないことですので、いたずらに悲観する必要などありません。

ちなみに、100歳を超えてから有名人になった「きんさん、ぎんさん」も、もし生前に認知症判定のテストを受けさせたら、(想像の域を出ませんが)認知症と診断されていた可能性も否定できません。けれども、家族に支えられながら「スター」として活躍し、天寿を全《まっと》うしました。

親が認知症と診断されたとしても、子どもは落胆するのではなく、冷静に「受けとめる」というスタンスを持つことが大切です。

あなたの親はどのタイプの認知症か

ここまで認知症と思われても違う場合や、認知症に対する子どもとして持つべき考え方をお伝えしてきましたが、ひとくちに「認知症」といっても、じつは種類があります。大きく分けて四つのタイプがありますので、ご存じの方もいらっしゃると思いますが、ここで簡単に整理しておきましょう。

①前頭側頭型認知症……脳の前頭葉《ぜんとうよう》と側頭葉《そくとうよう》の異常によって起こる認知症です。初期の症状では、認知症に特徴的な「物忘れ」や「記憶障害」ではなく、「言語障害」、「感情の起伏」や「人格の変化」が強く現われます。

②レビー小体型認知症……レビー小体という神経細胞にできる特殊なタンパク質の増加が原因となって起こる認知症です。初期段階におい

て、物忘れではなく、幻視《げんし》やうつ症状が現われます。

③アルツハイマー型認知症……認知機能が全体的に少しずつ低下していき、記憶を司《つかさど》る脳の海馬《かいば》の機能の低下が現われます。このタイプが認知症の中でもっとも多く、新しく物事を記憶できなくなったり、過去のことを思い出せなくなる「記憶障害」で発症することがほとんどです。

④脳血管性認知症……脳梗塞《のうこうそく》などにより脳血管の周辺の神経細胞がダメージを受けて発生します。脳内の血流が悪くなる箇所が変わるため、認知症の状態も刻々と変化することがあります。同じことをしてもできる場合とできない場合が繰り返されるので、「まだら認知症」とも呼ばれます。

前頭側頭型認知症では早期から万引きや痴漢《ちかん》などの異常行動が出ることがありますし、レビー小体型認知症の場合は、早期から幻覚《げんかく》が出るため、言動の異常が目立つことがありますが、一般的には認知症の初期は多少の物忘れや知能低下はあっても、日常生活能力は保たれますし、人に迷惑をかけることはありません。

ただ、どのタイプの認知症であっても、原則的に進行性なので、将来、悪化することは準備しておくに越したことはありません。残念ながら、進行を多少遅らせる薬はあっても、止める薬はないのです。

このように、認知症にもいろいろな種類があるので、「記憶力は衰えてないから大丈夫」などと素人判断するのではなく、**親の様子に少しでも「最近、変?」ということがあれば、とにかく専門の医者に相談することをおすすめします。**

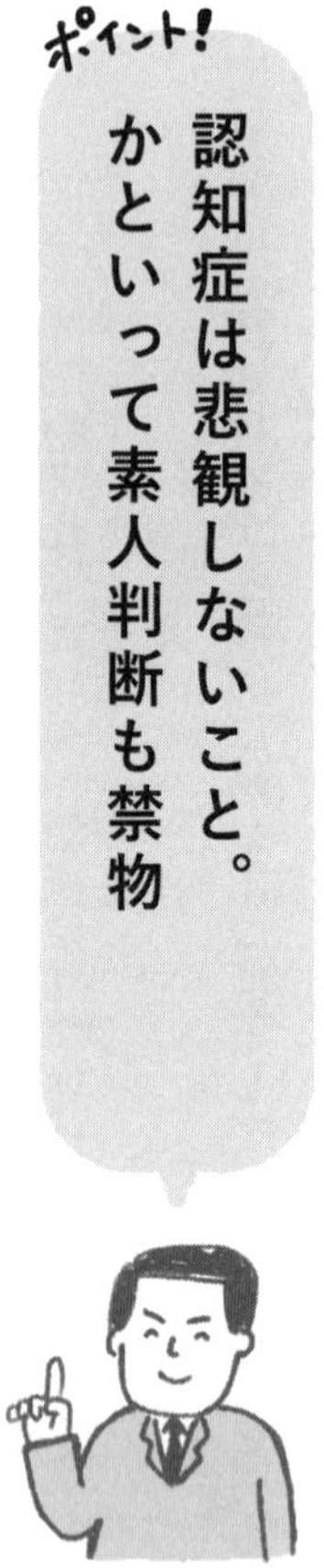
ポイント!
認知症は悲観しないこと。
かといって素人判断も禁物

第1章

そのとき、親には何が起きているのか

脳は加齢でどうなっていくのか

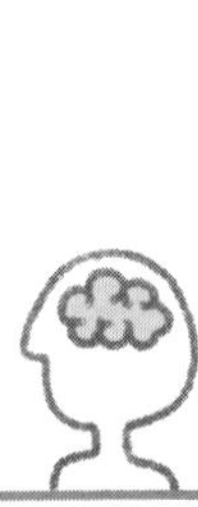

脳は「感情」から老化する

ここからは、「親がちょっと変？」と感じるような変化、認知症と思われる症状が見えたとき、親には何が起こっているのか、具体的に見ていきます。

まずは、「脳の老化」についてです。

よく年齢を重ねると脳は老化するといわれます。しかし、この「脳の老化」、具体的にはいったい何を指しているか答えられるでしょうか？

こういった質問をみなさんにすると、

「年をとると数字にめっきり弱くなるから、老化すると計算能力が低下するのでは？」

「考える力が弱くなるから、思考力から脳は老化していくのかな？」

そうお答えになる方も多いのですが、実際には違います。


脳の中でもっとも早く老化が進行する箇所は、前頭葉であるといわれています。

前頭葉とは、記憶や感情、そしてやる気などの意欲を司っている器官です。この前頭葉は、40～50代から少しずつ縮小しはじめると考えられています。

逆に側頭葉と呼ばれる言語を理解する器官や、頭頂葉《とうちょうよう》と呼ばれる計算処理などをする器官は高齢になってもそれほど機能が低下しないといわれています。

つまり、「脳の老化」として最初に起きてくるものは、「前頭葉の老化」であり、ひと言でいえば、それは「感情の老化」なのです。


この老化を放置しておくと、意欲が低下して、体を動かさなくなったり、頭を使わなくなるので、体の老化や見た目はもちろん、果ては認知症につながりかねません。

さらに感情のコントロール能力が落ちるので、思い込みが激しくなってまわりが見えなくなったり、「オレオレ詐欺《さぎ》」の相手を息子だと信じ込んで騙《だま》されやすくなったりもしますから、注意が必要です。

とはいえ残念なことに、この前頭葉の老化は脳科学的にも証明されているもので、どんな人も避けることができない、というのが現実です。

しかし、「前頭葉の老化は諦《あきら》めるしかないのか？」と尋《たず》ねられれば、それもまた答えはノーです。

前頭葉の老化を極力抑え、脳を若い状態に保つこと、すなわち「感情を若い状態に保つこと」は決して不可能ではありません。意識して鍛《きた》えることによって、前頭葉の一定レベルのアンチエイジングは可能です。

前頭葉の老化を防ぐ方法

加齢による前頭葉の萎縮《いしゅく》は避けられないものですが、それでも前頭葉を使い続けることで、機能の老化を避けることはできます。

前頭葉は、意欲や感情のコントロールを司るほか、想定外のことや新奇なことに対応する働きがあります。高度な計算や難解な読解をしていても、意外に前頭葉は使いません。ルーティンでないことをすることで前頭葉を使うことになるのです。

そのために、たとえば、これまでと違うファッションを試してみるとか、行ったことのないレストランに行ってみるなど、その人にとって新鮮なことをすることが、前頭葉を大いに働かせることになります。

また、年をとると、同じ著者の本しか読まなくなったり、耳障りのいい意見しか聞かなくなりがちになりますが、前頭葉を働かせるためには、読み慣れていない著者の本を読んだり、自分と違う意見に触れるのがとても大切なのです。

日頃、親と接する中で、「頑固《がんこ》になった」「感情のコントロールが悪くなった」という徴候が見られるなら、前頭葉が以前より衰えているサインです。こういう症状が見えたら（できればこうなる前に）大切なことは、「ルーティンでないことをさせてあげる」、すなわちいつもと違う何かにチャレンジさせることです。

もちろん意欲が落ちているので、それを億劫《おっくう》がることもあるのですが、させないとさらに前頭葉は老化します。

「親が変？」と感じたら、いつも通りにしていると老け込むよという形で、何でもかまいませんから、いつもと違うことに誘導してください。

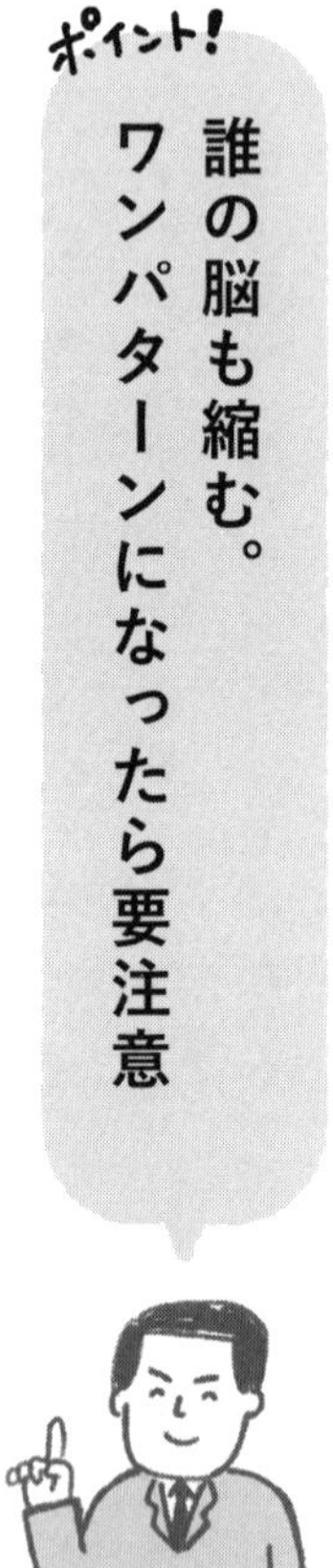
ポイント！
誰の脳も縮む。
ワンパターンになったら要注意

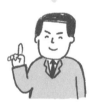

物忘れがはじまったとき……

アルツハイマーにおける記憶障害とは？

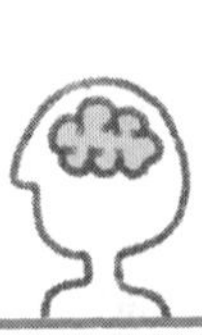

続いて親の変化の代表例として挙げられやすい記憶力の問題について見ていきましょう。

「ウチのおふくろは最近、学生時代のことは覚えているけど、数分前のことを覚えてないみたい」

「お父さん、20年も前の仕事の話は記憶しているんだけど、今日あったことはすぐ忘れてしまって……」

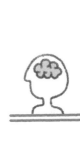

こうした症状は、アルツハイマー型認知症の場合によく耳にします。

アルツハイマーによる記憶障害というのは、脳の「海馬」と呼ばれる記憶を司っている器官の機能が低下することで、**「記憶の書き込み」ができなくなるために生じる記憶障害です。**

この記憶障害とはつまり「数分前に何が起きたのか？」という事象を記憶できなくなることです。こうした症状は海馬の劣化が原因です。

海馬という部位は、パソコンでいうと「メモリ」のような機能を持っています。メモリというのは、プログラムやデータを一時的に記憶する場所なのですが、机のようなものだとイメージしてください。

机も広ければ広いほど、書類やノートなどをたくさん広げられます。つまり、メモリが多ければ多いほど作業が円滑に行なわれるのです。

逆に机が狭い（＝メモリが少ない）と、その作業をする場所が少なくなるので効率が悪くなります。パソコンでも、メモリが10ＧＢあったのが1ＧＢしかなくなってしまったら効率が悪くなるように、海馬も書き込むスペースが少なくなると記憶に障害が生じてしまうのです。

記憶障害は2種類ある

この記憶障害にも、一般的に大きく分けて二つの種類があります。

「記銘力《きめいりょく》障害」と**「想起《そうき》障害」**です。

「記銘力障害」というのは、新しく体験したことを覚えておくことができなくなる障害です。重い症状の場合、数分前や数秒前のことさえ記憶に留められなくなります。海馬の萎縮が原因の場合、これを治すのは困難です。

一方、「想起障害」は、過去に覚えたことを思い出せなくなる記憶障害です。この「想起障害」というのは、必ずしも認知症と診断された人特有の障害ではありません。

中高年以上になって、記憶の上書きが増えるほど、過去に脳に取り込んだことが想起されにくくなりますので、「あの人の名前が思い出せない」といったような想起障害は起こりやすくなります。

しかし、日常的に想起する訓練をしておくと、この想起力の低下を回避することが可能です。何度か利用したことのあるホテルや旅館でのシーンを思い出してください。

「○○様いらっしゃいませ。お待ちしておりました」

クルマ寄せの係の人、フロント係の人などが、客の名前を会話の節々《ふしぶし》によく挟んでくることがあります。彼らは、日常的に客の名前と顔の想起を繰り返すことで、客の顔を認めるとすぐに名前が思い出せるようになっているのです。

記憶の想起力を維持するためには、たとえば「数分前に記憶したことが何であったか」を意識的に想起する訓練が一定の効果をもたらします。

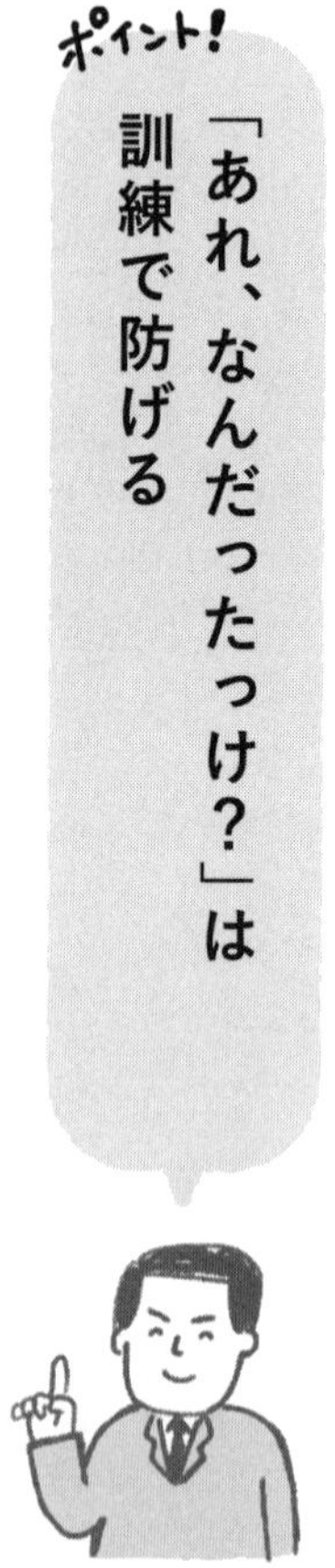
ポイント!
「あれ、なんだったっけ?」は
訓練で防げる

耳が遠くなったとき……

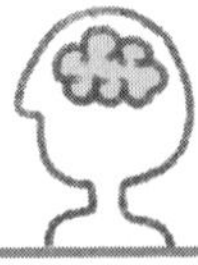

難聴と認知症の関係性

次に挙げるのは、認知症との関連性では少し意外に思われがちな、耳が遠くなるケースです。

「年をとって耳が遠くなって、余計な雑音が入ってこなくなったからラクだ」

そんなことを冗談半分で口にする高齢者もいますが、これは脳にとってはいいことではありません。

耳が遠くなると、「入力情報が少なくなる」ためです。外部から入ってくる情報が少なくなれば、脳への刺激が減るということになり、脳の老化を進めてしまいます。

次のような症状が、認知症の遠因になることだってあり得るのです。

●玄関のチャイムに気づかない
●最近、聞き返す回数が増えた
●テレビの音が大きくなった
●生返事《なま》ばかりしている
●首をかしげて、話を聞く
●電話で話す声が大きくなった

もちろん、加齢による難聴は、進行を止めるのが難しいことも事実です。ですが、親にこうした症状が見られたら、できるだけ早く耳鼻科で診てもらうことです。

耳が遠くなると、まわりの人間との正常なコミュニケーションができにくくなるわけですから、さまざまなトラブルが発生します。

聞き間違いによる問題も生まれますし、正確なメッセージが伝わらない、まわりの人間の声が大きくなるといったことが起こります。

人間は声が大きくなると、本人にそのつもりはなくても、声のトーンは怒りのニュアンスを帯《お》びてしまいます。耳の遠い親と声の大きな子どもの会話が、まるで親子ゲンカのようになってしまうのはそのためです。

そのことによって、親子ともども、会話をすることが億劫になり、次第にコミュニケーションの機会が減ることになります。やがて、お互いに「どうせわかってくれないから」と親子関係に溝《みぞ》が生じてしまう原因にもなるのです。

補聴器は親子が「わかりあうため」に欠かせない

こうした難聴の状態が長く続けば、高齢の親は新しい情報に触れたり、入力する機会が減るわけですから、脳を刺激できる機会も減ってくるというわけです。

また、会話の機会が減れば、当然、発語する機会も減ります。言葉を考えたり、口

に出す機会が減れば、脳の機能の老化、認知症の悪化にもつながりますから、耳が遠くなった高齢者には、補聴器の使用を積極的に考えなければなりません。

補聴器をはじめて使う人は、それを自分の老いの象徴のように感じてしまいがちです。親としては、使用への抵抗感も強いでしょう。しかし、そこは「お互いにわかりあいたい」「もっと話がしたいから」という子どもの気持ちを伝えて優しく諭《さと》してはどうでしょうか。

スムーズなコミュニケーションができないことは、人生をつまらなくしてしまいます。最近の補聴器は昔に比べてかなり高性能になっていますから、親の耳が遠くなったと感じた人は、ぜひ積極的に補聴器を取り入れるように親に進言するべきでしょう。

ポイント!

「耳が遠い」には素早く対処

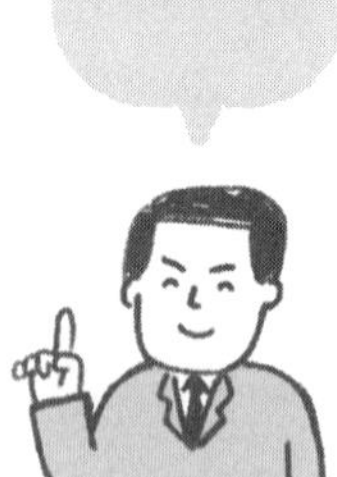

妄想傾向が強まったとき……

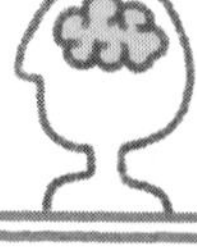

性格の「先鋭化」がサイン

「親が、どうも変？」と感じる症状にはいろいろありますが、そのうちの一つに、もともと持っていた性格面の特徴が「際立つ」ということがあります。

これは、性格の「先鋭化《せんえいか》」と老年精神医学で呼ばれるものです。

そして、これがひどくなるとある種の妄想傾向が強まることがあります。

たとえば、「タンスにしまっておいたお金がなくなった」といったものです。

若い頃なら、こうした事実に気づいても、「何かを買ったかな？」「しまう場所を間違えたかな？」「そもそも、お金はしまっていなかったのかもしれない」などと、自分の記憶をたどって、事実関係を検証します。

検証によって、「誰かに盗まれたかもしれない」という仮説が間違っていたことを認識するわけです。事実を確認し、その正しい情報を脳に入力し直します。

しかし、認知症が進むと、その検証能力がなくなってしまうのです。

これは前頭葉の萎縮などによる機能低下によるものなのですが、検証はおろか、感情をコントロールすることすらできなくなってしまいます。


そして、それが高じれば、ついには本格的な妄想へと変わってしまうのです。

「子どもが盗んだに違いない」

「意地悪をしている」

親にそう思われてしまうのは、子どもにとってとても悲しいことです。

こうした認知症の親の妄想は、もともと潜んでいた疑り深い性格が原因になることが少なくありません。「待てよ？」とか「ほかの可能性は？」といった論理的な仮説設定ができない状態ですから、「生《なま》の性格」がすぐに言動に現われますし、元の性格はもっと強まっていきます。こうして疑り深い人が妄想的になるのです。

こうした性格の先鋭化が起こるのは、疑り深い性格の高齢者だけとはかぎりません。ひがみっぽい性格の人はよりひがみっぽく、嫉妬《しっと》深い人はより嫉妬深く、何らかの劣等感を抱えている人はより深い劣等感にさいなまれることになります。

「書く」「読み返す」で脳を刺激

性格の先鋭化による妄想は、子どもにとってはとてもつらいことではありますが、根気よくていねいに事実を伝えてわかってもらうしかありません。

たとえば、「お金や物を盗まれた」という妄想を軽減するには、メモや日記を活用することです。

認知症、あるいは認知症が疑われる症状が高齢の親に見えはじめて、その親が疑り深い性格だったとしましょう。

そんなケースでは、日記やメモなどに、親のお金や大切な物の所在を親自身に書きとめさせる癖《くせ》をつけることです。あるいは、子どもがメモを作成して親が定期的に読んで確認する習慣をつけさせるのです。

「年金の残りはタンスの2段目」「預金通帳は手提《てさ》げ金庫の中」などと書いた日記帳やメモを親に確認させたり、読み直させたりしてはどうでしょうか。

認知症が初期の段階なら、妄想の症状が和《やわ》らいだり、改善する可能性があります。

耳や目から入ってきた情報を、何度も書いたり、読んだりすることは、妄想を防ぐためには有効といえます。

また、それ自体が「入力↔出力」によって脳を刺激することになりますから、正しい記憶の定着という効果もさることながら、脳の老化を防ぐことにもなります。

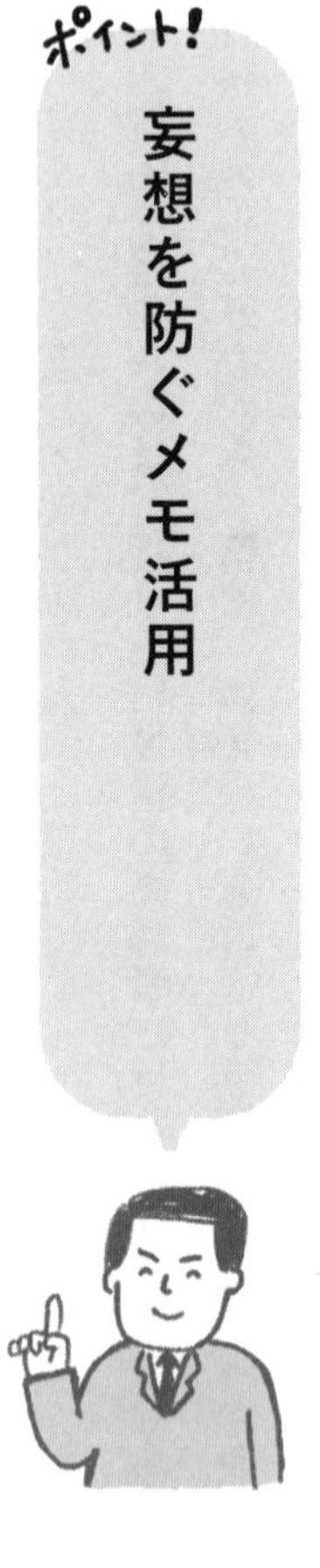

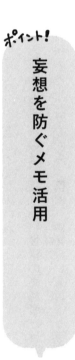

「依存症」が起きたとき……

なぜ不要な買い物がとまらないのか

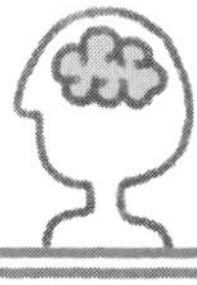

「親が、どうも変？」と感づかれた方の中には、親の「依存症」が認知症に気づくきっかけだったという方もいます。

親が見境なく手持ちのお金を使ってしまう、もう家にいくつも溜まっているのに外出のたびに同じものを買い求めてしまう、といったケースです。そういった「買い物依存症」は、認知症の人ではよく報告されるものです。

これらの行動が起こる背景には、理由があります。

前述した、年をとるにつれて前頭葉が萎縮して衝動が抑制できなくなることも、依存症になる要因です。加えて、自己愛が満たされていないということがそこに拍車《はくしゃ》をかけています。

デパートに行けば、何かものを買えば、店員さんからチヤホヤしてもらえます。自己愛が満たされていない老人にとって、そのことが非常に嬉しい体験なわけです。

店員さんも、気前よく買い物をしてくれる相手には優しくしてくれます。客である高齢者もそのことは知っています。

次第にお金を使えば使うほど優しい対応をしてもらえるという経験が増え、その分、自己愛は満たされていきます。そうして、「買い物をする→自己愛が満たされる→また買い物をする」という依存の仕組みができあがっていくのです。

親のそんな姿を見て、子どもは困惑するのではないでしょうか。なんとかやめてもらいたいと考えるでしょう。しかし、親のその行動をすぐに矯正《きょうせい》しようとすることは逆効果です。

「またこんなに買ってどうするの！」

そう叱《しか》りつけるのではなく、まずは、なぜ親がその行動に執着するのかということを考えてみてください。

「親の原体験」に解決の糸口がある

買い物依存症を考えるとき、もう一つ「特定の物への執着」という行動パターンも見られます。

たとえば、外出するたびに栄養ドリンクを買ってきてしまう親がいたとします。この場合、もしかすると「栄養ドリンクは体にいい」という思い込みが作用しているのかもしれません。

以前、似たような相談を受けたことがあります。

一つは「高齢で一人住まいの母親が、石油ストーブをたくさん買い込んで困る」というものでした。彼女は新潟県の豪雪地帯に住んでいました。想像するに、彼女は子どもの頃に厳しい寒さを体験していたのでしょう。その原体験のために「とにかく寒さをしのがなければならない」という強い思い込みがあり、認知症が進む中で「ストーブを買う」という行動として現われはじめたと思われます。

もう一つは「久しぶりに実家に帰って一人暮らしをしている母を訪ねたところ、冷蔵庫をのぞいてみると、数えきれないほどの卵が入っていた」というものでした。

こちらもあくまで想像の域を出ませんが、「卵は体にいい」「卵は貴重品だ」という思い込みが、大量の卵買いに駆り立てたのではないかと思われます。戦中、戦後の食糧難の時代に少女期を過ごした世代ですから、もしかすると彼女にとって卵はぜいたくな食べ物の象徴だったのかもしれません。

石油ストーブにせよ、卵にせよ、その人の「原体験と強烈に結びついた物」への執着が、認知症の進行とともに顕在化するということなのかもしれません。

ただこのケースでも、買い物行為は続けるものの、買ってきたストーブを全部稼働させたり、賞味期限を過ぎた卵を全部食べたりすることは、たいていの場合、ありません。安全面や健康面を考えれば、不幸中の幸いといえるでしょう。

こうしたある特定の物への執着、買い込みの理由を探るために、親に直接尋ねてみるのも打開策の一つの手でしょう。会話の中で「なぜ」という観点で親の原体験を想像してみてください。解決の糸口が見つかるかもしれません。

根気のいることですが、親の行動を受け入れたうえで、優しく、繰り返し、繰り返し説明してあげましょう。

ただし、買い物依存症はお金を使いますから、経済的な面にも影響してきます。家計をしっかり管理しつつ、負担にならない程度に許容してあげることも必要です。

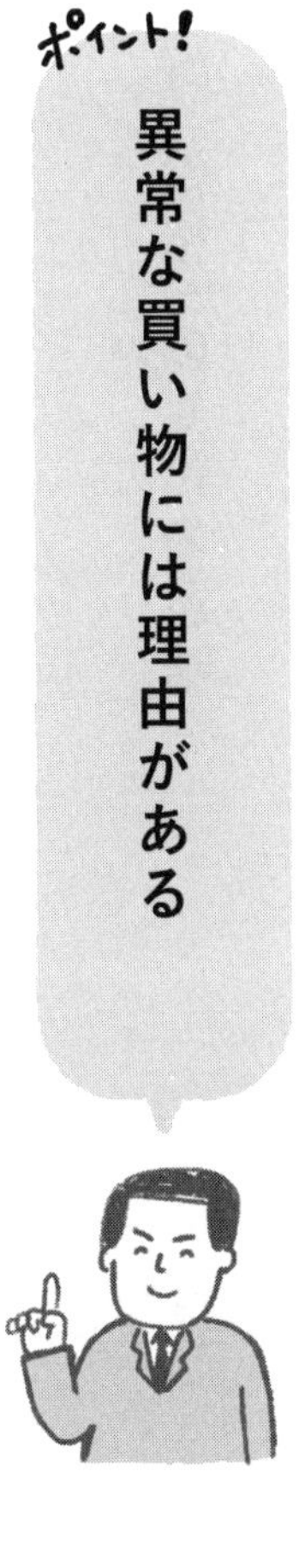

身だしなみが崩れてきたとき……

「趣味、嗜好、性格」の変化の意味

清潔さや身だしなみに無頓着《むとんちゃく》になるのは認知症の第一歩という人がいます。

「ウチのお父さん、昔はおしゃれだったのに、最近着るものに無頓着になって」

「昔に比べてお母さんのお風呂に入る回数が減った」

こういった場合です。

たしかに認知症の症状として「趣味、嗜好《しこう》の急激な変化」「性格の急激な変化」が挙げられます。とはいっても、たとえば、身だしなみに無頓着になったから、お風呂

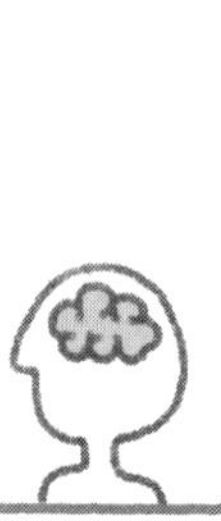

の回数が減ったから、といってそう断言するのは性急です。

初期の認知症の人でも、おしゃれに気を使う人もいますし、きれい好きでお風呂によく入る人もたくさんいます。


ただ、一般的には、いままでおしゃれだった親が、ある日突然身だしなみにこだわりがなくなったとか、不潔な格好をはじめたとか、穴だらけの服を平気で着ている、また、お風呂に頻繁に入っていたのに、ある日を境に入浴の回数が減ったということもあるでしょう。

その場合、認知症よりもプロローグでご紹介した、老人性のうつの可能性を疑ったほうがいいかもしれません。とくにまだ70歳前後の親が、このような傾向になったら、うつ病かもしれません。

あまり一般に知られていませんが、**「趣味、嗜好の急激な変化」「性格の急激な変化」はうつ病の症状でもあるのです。**

親が自覚しているか、いないか

ただ、「おしゃれをやめた」「清潔さにこだわらない」「風呂は毎日でなくていい」といった変化が、じつは老いた親の自覚的なライフスタイルの変更かもしれません。「着るものにお金を使うなら、旅行代にしたい」「体への負担を考えて風呂の回数を減らした」といった理由があるのかもしれません。

言動が急に変わったり、性格が急激に変わったりした場合はともかくとして、認知症やうつ病の発症の可能性は低いとも考えられます（ただし、極端に将来を悲観して、お金を使わなくなったとしたらうつ病の可能性は小さくありません）。まずは、親に対してストレートに変化の理由を尋ねてみてはどうでしょうか。

子どもであるあなたの問いに対して、自覚的なライフスタイルの変更であることを親が説明できるなら、さほど問題視する必要はありません。しかし、「えっ、そう？」「気がつかなかった」というような答えが返ってきたら、認知症またはうつ病の可能性が疑われますから、すぐに専門医の診断を仰ぐべきでしょう。

とはいえ、一般論としてですが、認知症やうつ病でなかったとしても、基本的には身だしなみには気が使えるほうが望ましいでしょう。

外見は人間関係の玄関のようなものです。面倒くさいからと外見を疎《おろそ》かにし、きれいな身なりじゃないからと外の人と誰とも接しなくなってしまえば、やがて、その人の得られる情報量や刺激は少なくなってしまいます。

身だしなみを気にしたり、人から見られていることを意識して行動することは認知症予防にとても大切なのです。

認知症予防には、歯を磨く、髪を整える、洋服に気を使う、化粧を怠らないといった日頃の習慣に頭を使うことも有効です。親の「ズボラ」「手抜き」を日常化させずに「脳に仕事をさせること」を忘れてはいけません。

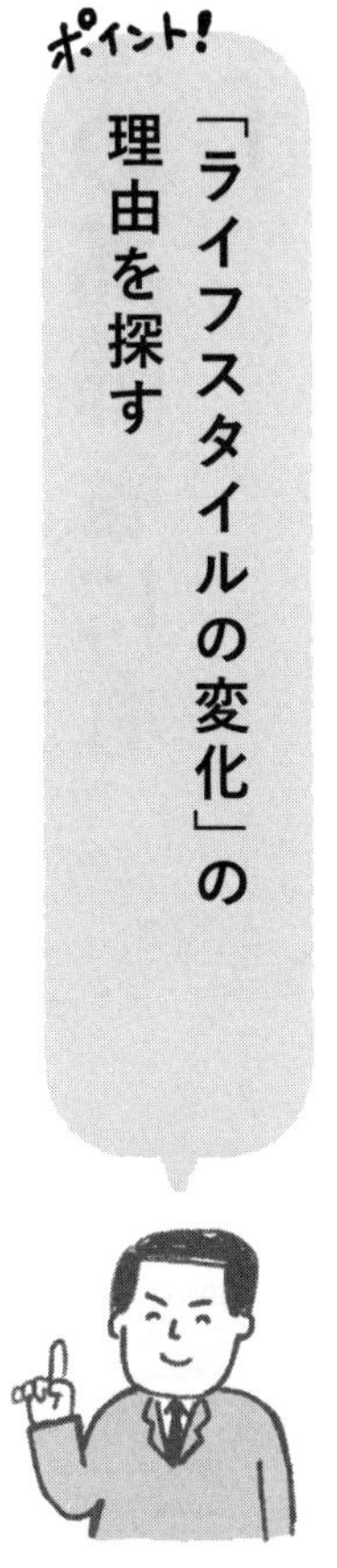
ポイント!
「ライフスタイルの変化」の理由を探す

認知症の高齢者にも役割を！

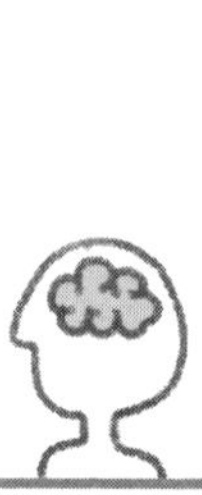

間違った対処が、親の認知症を加速させる

ここまで、この章では認知症につながるような変化について、何が起きているのか見てきました。

さまざまなケースがありますが、認知症はどのタイプであっても進行性のもので、完治させる治療法がないのが現状です。

しかし、そうはいっても絶望する必要もありません。

「はじめに」でもお伝えしたとおり、認知症の発症は老化に伴う自然な現象であり、いわば、超高齢社会では当然のことなのです。

完治することはありませんが、研究も日々進んでおり、症状の進行を食い止める、あるいは遅らせる有効な方法が明らかにされていますから、子どもの側が諦めてしまわないでほしいのです。

また、**「もうボケたのだから、いろんなことをやめさせよう」といったスタンスは厳禁です。**

たとえば、認知症が中期以上に進んでいるのに、コンビニにご飯を買いに行って一人暮らしができている方を私はたくさん知っています。

また、長年農家をしてきた人で、認知症状が出て自分の孫の名前は忘れてしまっても、野菜作りの段取りは絶対に間違わない、という例もあります。

このように、人間の脳はさまざまな働きを持っていて、認知症による欠落症状が現われたとしても、その一方で残存機能もしっかりと保っています。その機能によって、基本的な生活を送ることができるわけです。

あなたの親御さんの場合でもよく考えてみてください。

家では孫と遊んでくれるとか、店番はしっかりできるとか、庭の手入れをしてくれるとか、子どもが働いている昼間は家事をこなしてくれるとか、まわりに迷惑をかけるどころか、家族に役立つように暮らしているのではありませんか？

認知症の場合、こういう役割を親から奪ってしまうと、脳の老化のスピードは比較的速くなってしまいますから、症状の進行に拍車をかけることになります。

恐ろしいことに、あなたの気遣いが親の認知症を進めてしまうことにもなるのです。

高齢者の脳と体に残る能力、技術を侮るな

この残存機能についてですが、わかりやすくいえば飛行機に喩《たと》えることもできます。

たまに報道されることがありますが、飛行機のエンジン故障の話で説明しましょう。

ジェット機が太平洋上でエンジントラブルを起こしたとしましょう。かりに右のエンジンがとまったとして、飛行機はすぐに墜落《ついらく》してしまうでしょうか。

そんなことはありません。ジェット機はもう一つのエンジンを装備しています。左のエンジンが正常に動いていれば、そこから近い空港に着陸することができます。いわゆる片肺飛行《かたはいひこう》です。

認知症になった老人もこの片肺飛行の状態と考えてみてください。知力、体力の面で全パワーを発揮することは不可能ですが、残された知力、体力を駆使してこれまでこなしてきた日常生活のかなりの作業を続けることは充分に可能です。

片肺飛行を余儀なくされたジェット機でも、当初の目的地への飛行には危険が伴いますが、通常は事故も起こさずに近くの空港に着陸できます。それと同じように、認知症の高齢者も問題なく飛行を続け、無事、空港に着陸することはできるのです。

現役時代の知力、体力はもちろん望めませんが、その代わりに、経験で培《つちか》った能力、技術のほとんどはしっかりと脳と体が覚えているのです。

体力はともかくとして、残存する知力、能力、技術は、シチュエーションは限定されるとはいえ、子ども世代よりも優れているかもしれません。片肺飛行の緊急着陸で飛行機をソフトランディングさせるテクニックは、ベテランパイロットのほうが上だというわけです。

老いた親の故障したエンジンを嘆《なげ》くより、正常に動いているエンジンを上手に活用してもらうことを考えてみてください。

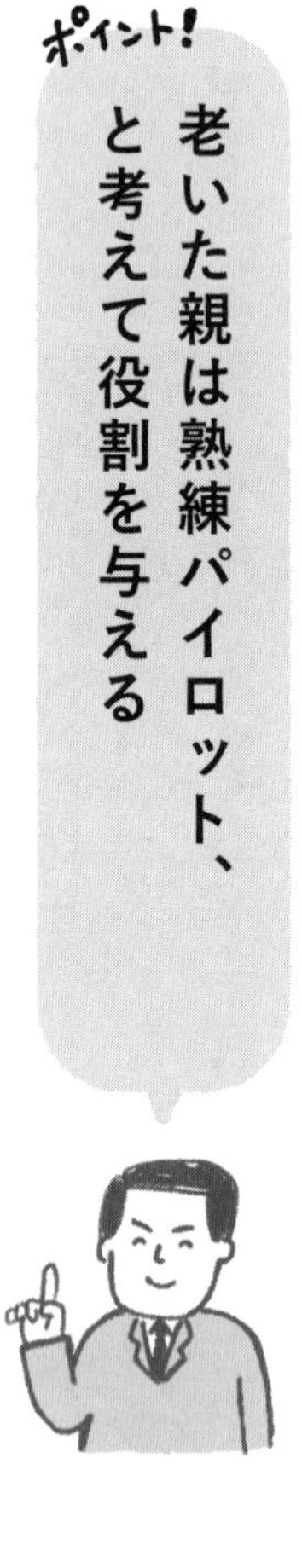
ポイント!
老いた親は熟練パイロット、
と考えて役割を与える

第2章

「変わりはじめた親」に子どもはどう向き合えばいいのか

「いま現在の親」と きちんと向き合う

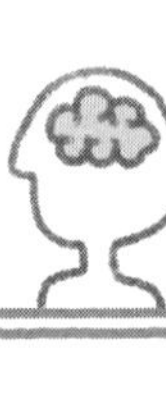

昔の親のイメージを追わない

若い頃の親の姿を知っていれば、かつての親の姿といま現在の姿を比較したくなることもあるでしょう。しかし、その比較は何の意味もありません。ましてや、そのギャップを嘆くことは禁物です。

「ついこの前まではできていたのに」
「もうこんなこともできないのか」
と嘆くのではなく、
「これはまだできるんだ」

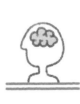

「意外と体力はあるんだなあ」

というように、いま現在の親の評価できることに焦点を当てることが大切です。

そういうふうに接していくと、見過ごしていた長所が見えてくるかもしれません。

何度も同じことを教えているのに覚えてくれなかったとしても、違う場面では昔の記憶をふと思い出したりして、意外な年長者の知恵に驚かされたりすることもあるのです。

良いところ、できることに目を向けることで、子どもが親に対して抱きはじめていた負の感情も少なくなります。

できることを探さず、できないことにフォーカスしてしまうからこそ、親に対してイライラしたり、以前の姿と比べて悲しくなったりするのです。

「子の説得」よりも「親の納得」

また、親に対して腹が立ったときに、「叱る」ということも逆効果です。

これは相手が老人であることにかぎった話ではありませんが、一般的に「叱る」「論破する」といった行ないでは相手の行動は好転しません。

むしろほとんどの場合、相手の自尊心を傷つけることになりますから、より相手は意固地《いこじ》になり、反発する気持ちだけが残ります。

これが老人になるとなおさらです。自己愛が傷ついてしまい、「ないがしろにされた」「バカにされた」「自分より若いものに叱られた」と思ってしまうのです。

これでは何を叱られたのかという要点はまったく頭に残らず、ただ「自己愛が傷ついた」という事実のみが記憶に残り、腹を立てさせるだけの結果になってしまいます。

ですから、もし親が理解のできない行動をとったり、突拍子もない発言をしたとしても、子どもは感情に任せた言葉や行動は慎まなければなりません。逆効果だと心得ておきましょう。

「なんでそんなことするの！」ではなく「その気持ちはわかるけど、こういう考えもあるんじゃない？」というスタンスで接することが大事なのです。

そのためには、言葉の選び方、使い方も考えなければなりません。

ひと言でいえば、説得するための「NO」ではなく「YES」からはじめましょう。

どうしても親に納得してもらいたいなら、そのあとに「BUT」です。

親に対してイラっときても、自分の怒りの感情を抑えて、まずは相手の行動を尊重して、そのうえでしかるべき方向に導いてあげましょう。

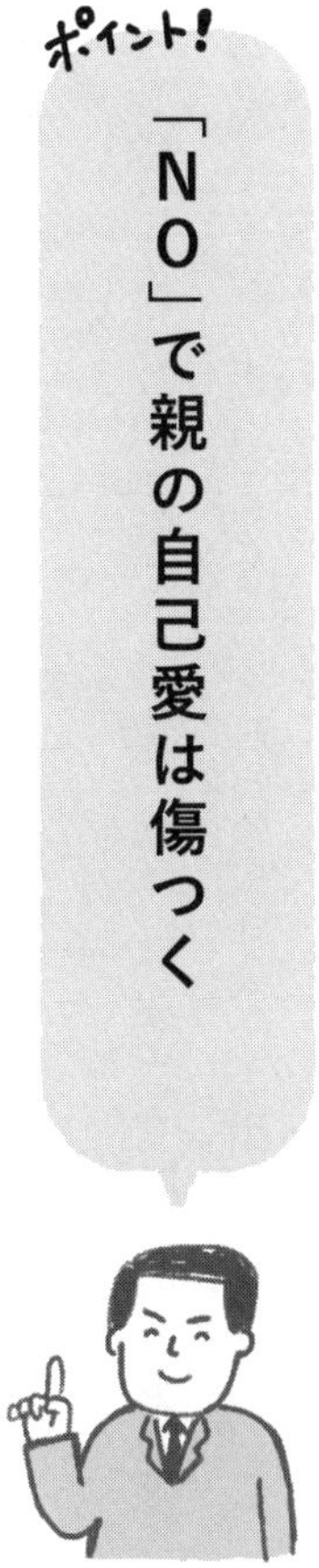

親の症状に感情的にならない

症状の出方は、元の性格によっても差が出る

私が老年精神医学の道に入ったときのことです。私は東京都杉並区にある浴風会《よくふうかい》病院の精神科に勤めたのですが、当時、部長だった竹中星郎《たけなかほしろう》先生と出会いました。素晴らしい人で、この方に学んだことは、その後の私にとってじつに意味のあることだったのですが、その竹中先生にはこんな名言があります。

「認知症は、自分の欠落症状に対する人格の反応である」

つまり、ひと言でいえば、認知症の諸症状というのは、いままでの自分に備わって

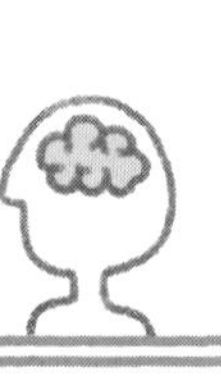

いた能力が欠けはじめたことに対して、元の性格が反応して、それによって認知症のさまざまな症状が出るということです。

たとえば、欠落症状の一つである「物忘れ＝記憶障害」が起こって、親がどこに物を置いたかを思い出せなくなったとしましょう。

元の性格が疑り深い人なら、「お前、盗《と》っただろう」と騒ぐ。

元の性格が自責的な人なら、気分が落ち込む。ひどい場合はうつになってしまう。

元の性格が脳天気な人なら、まったく気にしない。

すなわち、欠落症状は、認知症であれば誰にでも起こるのですが、その症状による反応、つまり外から見える症状は元の性格によってまったく違ってくるということなのです。

こうした反応に対して、「なぜ、そんな態度をとるのか」と子どもが感情的になって改善を求めても意味がありません。「元の性格による反応なのだ」と割り切って、冷静に向き合うことも大切です。

5分前のことは忘れても、正常な会話はできる

さらにいえば、**不思議なことに認知症というのは、「5分前のことを忘れてしまう人」でも、いま相手がしている話の内容を理解することは可能なので、正常な会話ができることも往々にしてあります。それどころか、初期の認知症なら、ほぼ全員が元のレベルの会話ができます。記憶障害があっても、知能はかなり保たれているケースが多いのです。**

加えて、もともとの知能が高い人というのは、認知症になっても初期であれば、かなり高度な知的作業もできます。

ですから、たとえ企業の社長、あるいは大統領、総理大臣に記憶障害の初期症状が現われたとしても、物事に関する思考能力はあるので、新たに入ってくる予定や決定事項について、まわりの秘書や秘書官が管理できていれば、約束をすっぽかしたりもしないですし、用意したスピーチ原稿もちゃんと読めるわけです。

認知症は進行性の病気ですから、発症からの経過時間によって、症状の程度は異なります。あくまで推測の域を出ませんが、アメリカのレーガン大統領やイギリスのサッチャー首相などは、のちに公表された症状から鑑《かんが》みるに、現職の地位にあるうちに認知症の初期症状、つまり軽い物忘れが認められていたのではないかと思います。

しかし、そのことが原因で政治家としての明らかな失敗があったとは思えません。

子どもとしては、親が認知症になったとしても、「それでもできることがたくさんある」と知識として覚えておくと少し前向きな気持ちで対処できるようになるでしょう。

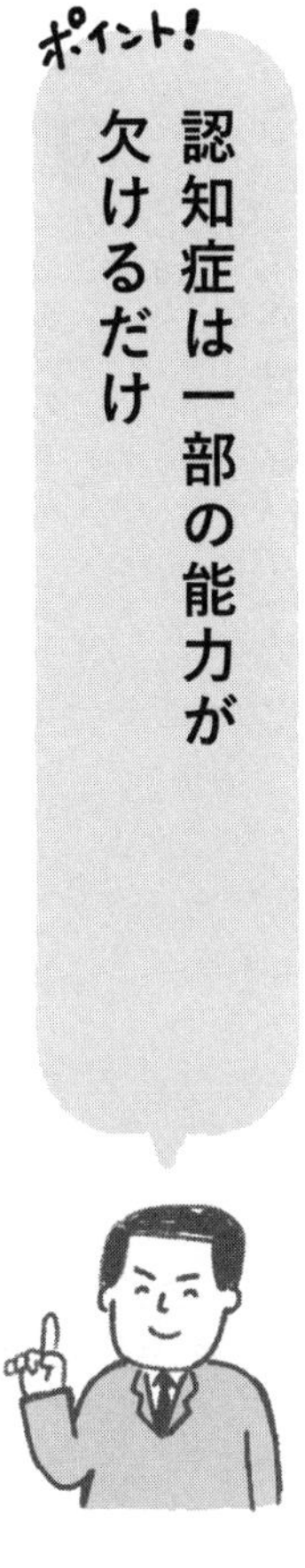

「脳」の余力を引き出す

脳が縮んでも衰えさせないために

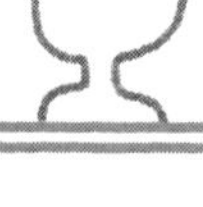

年をとると前頭葉が縮んでいくのは第1章でも述べてきたとおりです。進行すれば、認知症が発症する「そのとき」がきます。

しかし、一方で同じような年齢の高齢者であっても、仕事をバリバリとこなしているような人もいます。

この違いは何でしょうか？

以前に70歳、80歳になっても現役で活躍している政治家、社長の脳内のCT画像を見たことがあります。たしかにこの人たちの前頭葉は縮んでいました。

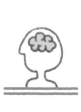

しかし「若い頃と比較しても、仕事や趣味に対する意欲は衰えてないんだよ」と本人はいうのです。前頭葉が縮めば必然的に意欲も衰えるのでは、と考えていたのですが、実際は違うことに驚いたことがありました。

前にも述べたように、**前頭葉が小さくなってしまうことを止めることはできなくても、その小さくなった前頭葉を刺激し続けていれば「気持ちや意欲の老化」を防ぐことはできるのです。**

言い方を変えれば、前頭葉を使わない人は、前頭葉を使い続けている人に比べて、機能、能力、そして意欲の面でも、低下しやすいということなのです。

脳の余力を最大限に活用させるために

人間の脳には約1000億の神経細胞があるといわれています。

しかし、実際に使っているのは多くて10%、ケースによっては数%だといわれています。残存機能といった言い方でも前述しましたが、つまり脳は「予備力」が大きな器官であるといえるのです。

余力があるということは、脳のキャパシティはとても大きいということです。刺激して使い続けてあげれば、普段は眠っている神経細胞が活発に動きはじめて、老化によって減っていった神経細胞をカバーできるほどになる、ということがいえるのです。

もちろん認知症などの病気の場合は、ある一定の数の神経細胞が減るだけでなく、生きている神経細胞にも問題が起こることで発症するので「脳を使っていれば、100%認知症にならない」とは断言できません。

だからといって、「じゃあ脳を活性化しようがしまいが、認知症になる人はなるんだ」と諦めなければならないのでしょうか？

それは間違いです。

なぜなら、脳を使わないでいると、実際の診断では認知症にはなっていないのに、認知症に似た症状が見られるケースがあるからです。

そういう人の脳を調べてみると、認知症の病的な変化はほとんど見られず、単に老

化で脳が縮んでいるだけなのに、現実には認知症の症状に似たことが起きています。

「脳を使えば、絶対に認知症にならない」というのは間違いですが、脳を稼働させていままで使っていなかった神経細胞を刺激してあげることで、使われていなかった脳の力を呼び起こすことは可能なのです。

いつまでも「冴《さ》えている脳」を目指して、老いた親には前頭葉への刺激を心がけて暮らしてもらうことがポイントの一つです。

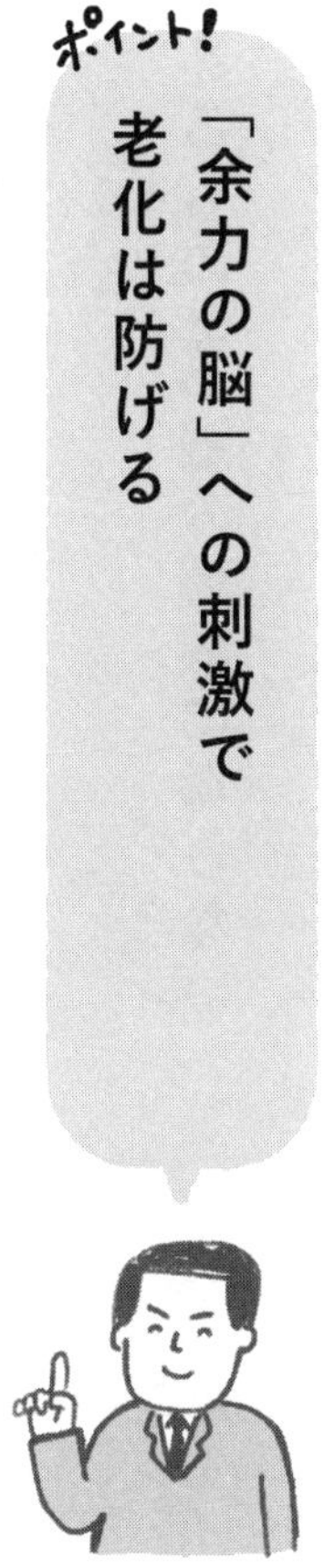

あえて脳を「悩ませて」みる

なじみのあるものは、脳の刺激にならない

脳を稼働させて刺激を与えることの大切さはお伝えしたとおりですが、では実際に、親の脳にどのようにして刺激を与えればいいのでしょうか。

これについては、前頭葉の老化を防ぐ方法の項でも少しお伝えしましたが、情報でも何でも親がふだんなじみのないものに、触れさせることがとても有効です。

たとえば、かりにあなたの老いた親の思想が「右」寄りだとしましょう。

もし「右」寄りの本ばかりを読んで、「そうだ、そうだ」とうなずいているとしたら、前頭葉への刺激はかぎられるといっていいでしょう。

前頭葉の活性化を考えるならば、「右」寄りならば「左」の思想の本を、「左」寄り

ならば「右」の思想が書かれた本を読むべきなのです。

「オヤジ、こんな本も読んでみたら?」

そんなふうに話しかけて、異なる政治思想の本もすすめてみてはどうでしょうか。

脳のためには、自分と同じような意見ばかりを入力していては衰えを早めることになってしまいます。ときには抵抗感を覚えるような情報も必要なのです。


また、もちろんこれは政治の話だけでなく、情報入力全般においても同様です。

たとえば料理を作るにしても、いつも決まった料理、決まった材料、決まった調理法ばかりでは脳の活性化にはつながりません。

高齢の母親には、いままで作ったことのない料理、使ったことのない食材や調味料、調理法にトライさせてみましょう。

使ったことのない食材なら必ず「さてこれはどう味付けするのかな? 煮るのが美《う》味《ま》いか? 焼くのが美味いか?」などと考えるはずです。

読書であれ、料理であれ、「読まず嫌い」「食わず嫌い」では、脳は活性化しません。

だからといって、「左がいい」「新しい料理が優れている」などと考えてもらうということでは ありません。体験した結果、やはり「右がいい」「私の口には合わない」でもいいのです。

「選択肢は一つではない」という柔軟な考え方ができるようになってもらえばいいのです。これが脳の活性化につながるということなのです。

「想定外への対応」が脳の老化に歯止めをかける

先ほどの話に付随していえば、答えがわかっているようなこと、無意識にできてしまうようなこと、決まり切った習慣などばかりをしていると、それがどんなに知的な作業であっても、前頭葉の活性化にはつながりません。

また、脳の活性化にいいからと、認知症の人に数独など数字のパズルや計算問題をやらせている人がいますが、この効果についても私は大きな疑問を持っています。

たしかに、そうしたエクササイズは計算を処理する脳の機能を維持したり、高めたりすることはできます。しかし、計算で前頭葉の機能が上がるわけではありません。実際、最近多くの論文で、いわゆる脳トレは練習した項目については、その能力が向上するものの、脳のほかの機能の向上にはつながらないことが明らかにされています。

やはり前頭葉の機能を高めるためには、「いつもと違うこと」にチャレンジするのがもっとも効果的なのです。

人は経験したことがない事態に直面すると、その場を打開したり、乗り切ろうとしたりして、これまであまり使ったことのない前頭葉の機能をフル回転させようとします。

数独や計算といったマニュアルがわかれば自動的にこなせるようなエクササイズでは、前頭葉の活性化は極めて限定的になってしまうのです。

余談ですが、私の知り合いで70歳を過ぎているのにキャバクラが大好きだという男性がいます。まわりからは「いい歳をして」と眉《まゆ》をひそめられるそうですが、私は大いに賛成です。

お店に行くと、何歳も年の離れた女性と会話をすることになります。非日常の空間で、普段は決して話さない会話をしなくてはいけない状況になるので、前頭葉をフル回転させることになります。

若い女性は当然、70歳過ぎの男性にとっては「想定外」の言動で対応してきます。それがいいのです。それなりに応じなければ、女性との時間もつまらないものになるでしょうから、あれこれ策を練るわけです。

家でゴロゴロして、受動的にテレビを観ているのとは違い、極めて能動的な行為です。「脳の活性化にはいい」と私は思っています。

ポイント!

脳にラクをさせない

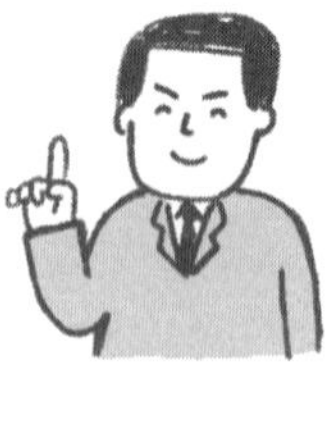

エンターテインメントに触れさせる

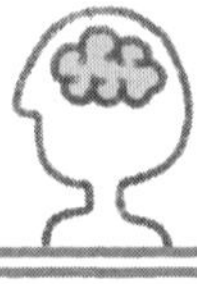

生活に「笑い」を取り入れる

現在、さまざまな機関が「笑いと認知症」について研究を進めており、「よく笑うお年寄りは、認知症になりにくい」という報告も出ています。

科学的な証明という意味では、さらなる研究を待ちたいところではありますが、それでも「笑い」は免疫機能を上げ、前頭葉の血流を増やし、不安感を抑えることは確かなので、積極的に生活に取り入れるべきです。

とはいっても、年をとると、生活の中で笑う場面は少なくなるものです。実際、年をとって「泣き上戸《じょうご》になってねぇ」という人はたくさんいますが、年をとってから「笑い上戸になった」というのはあまり聞かないのではないでしょうか？

若い頃はよく笑った人でも、年をとると少々のことでは笑わなくなります。子どもは老いた親のために、意識的に笑える機会を考えてあげなければなりません。

それでは、お年寄りはどこに「笑い」を求めるべきでしょうか?

一番手近なのはテレビですが、嘆かわしいことに最近のテレビ番組は、安直でマンネリ化した演出ばかりです。二流タレントが出てきて、ひな壇で大勢の芸人がくだらないやりとりをする。あのレベルの芸では、箸《はし》が転んでもおかしい若い人を笑わせることはできてもお年寄りを笑わせることはできません。そんな番組を観ていても、もちろん脳は活性化しません。

テレビのお笑い番組は、基本的に「笑えない番組」ばかりですが、あえて「笑える番組」を挙げるとすれば、『笑点』がいいでしょう。出演者は、ひな壇芸人と違って、寄席《よせ》で人を笑わせることを日常としている落語家たちですので、届けられる笑いも良質なものです。視聴者も正直なもので、じつはこの番組は、毎週のように週間視聴率でトップランクに位置しています。

また、ほかには、低予算でも奇抜なアイデアと演出力で近年話題になっているテレビ東京の番組はおすすめできます。『ＹＯＵは何しに日本へ？』とか、『池の水ぜんぶ抜く』などは、思わず笑みがこぼれる番組といえます。

とくに『池の水ぜんぶ抜く』は、ご存じの方も多いかと思いますが、全国各地の池の水を抜いて、どんな生き物が生息しているかをリサーチし、「宝探し」と「自然との共存」がテーマになっているバラエティ番組です。

大笑いするようなことはありませんが、あの手の良質な番組なら、新しい情報が入ってきたり、意外性を感じられたりするので、脳への刺激にもなると思います。

「落語」と「音楽」が老化防止に

先ほど、テレビ番組なら『笑点』がいいとお伝えしましたが、「本物の笑い」を親に経験させたいならば、実際に生の「落語」を聞きに行く機会を作ってあげることをおすすめします。

落語の魅力は、話の中身の面白さと落語家たちの話芸です。お客さんの空気を読み、総合的に笑いを演出していくあの技術は、まさにプロフェッショナル。聞いているこちら側も、奥深い笑いを味わえるように感覚を研ぎ澄まさなくてはなりません。

これが脳の活性化にとても役に立つのです。最近ブームになっている講談もおすすめです。

また、音楽に触れることも老化防止にはとても役に立ちます。

「ああ、こういう機会を楽しんでいるお年寄りは認知症からは縁遠いのかな」と私が感じたのが、歌手の小林旭《こばやしあきら》さんが中心となって全国で行なわれている「夢コンサート」というライブです。浅丘《あさおか》ルリ子《こ》さん、小川知子《おがわともこ》さん、森昌子《もりまさこ》さんといった歌手がゲスト出演するコンサートでシルバー層にとても人気です。

ほかにも、BS日テレでレギュラー番組を持っている混声コーラスグループの「フォレスタ」も年配の方々に人気です。年間、全国約100箇所でコンサートを開催し、計20万人以上の高齢者を動員するそうです。

童謡、ポピュラー、クラシック、カンツォーネなど幅広いジャンルから、高齢者の共感を呼ぶ曲を歌います。メンバーはもともとクラシック、オペラなどを学んだ人たちですから、歌唱力、声量、ハーモニーは完璧です。

さらに、このフォレスタのコンサートには、面白いエピソードがあります。コンサート終わりでの忘れ物第1位が「杖《つえ》」なんだそうです。

つまり、聴いた後は杖を忘れるほど元気になるということもいえるのでしょう。

良質なテレビ番組しかり、一流の落語やコンサートしかり、いいエンターテインメントは脳の老化を防ぐにはとても効果的です。

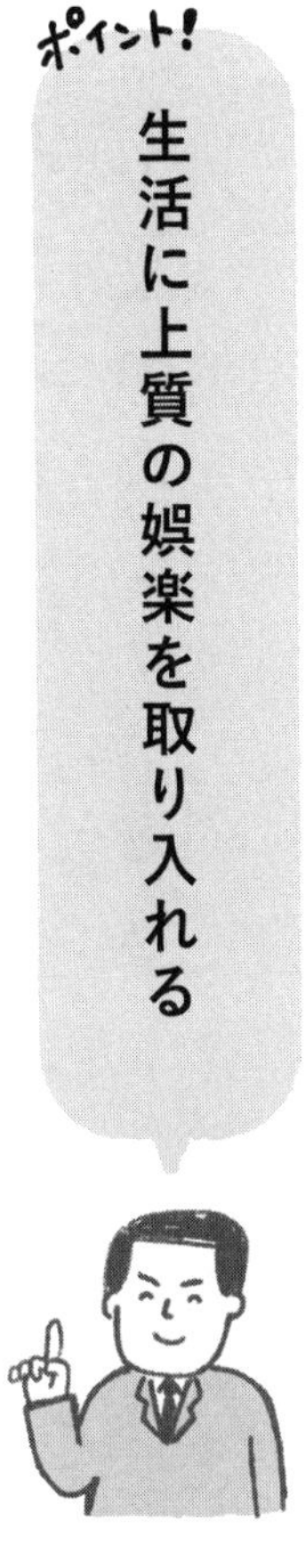

刺激のハードルはどんどん上がると心得る

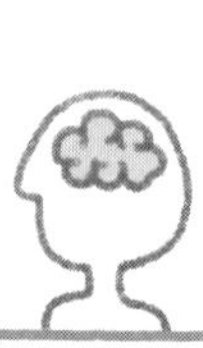

「そこそこ」では笑えなくなる

笑うことの効用は一般的にもずいぶん知られるようになってきています。老人の場合、あらゆる意味で笑うことは良いことだ、というのは前述のとおりです。

ところが、この「笑い」を考えるうえで、年とともに厄介な問題も発生します。

それは、**年をとって前頭葉が縮んで脳が老化していくにつれ、その分、強い刺激が必要になってくるということです。**

若い頃はちょっとしたことでも面白く感じるものです。

家族そろってテレビを観ていて、以前は親もよく笑っていたのに、最近まるで興味がないかのような顔をして淡々と観ている。気を利かせた子どもが「面白くないなら消そうか？」というと、拒否する。

それは、「この番組は面白いから好きだ」というイメージがあるからこそ観るものの、本人の脳は、その程度の刺激では笑えなくなっているという高齢者の脳の変化があるからなのです。**この傾向は、認知症が認められる高齢者においては、さらに顕著になります。**

もし、お笑いコンテスト番組の審査員の採点基準を年齢別に考えてみたとすれば、審査員が高齢になればなるほど、その採点結果は厳しくなるのではないかと私は思います。「そこそこ」の笑いでは、年老いた親には通用しないのです。

その意味では、テレビのバラエティ番組などには親の脳の老化を遅らせるクオリティもパワーもありません。ＤＶＤなどで良質の映画、聞きごたえのある落語や講談などを鑑賞することをおすすめします。

親に感動を届けるには、質が求められる

高齢者になるとより強い刺激でなければ感じにくくなるという話、これは笑いに関してだけではありません。「どんなことに感動するか」のレベルも上がっています。たとえていえば、若いときは東京タワーを見て感動していたのに、年を重ねれば重ねるほど、エジプトでピラミッドを見るほどでなければ感動しなくなるといった傾向が見られます。

食べ物でも、チェーンの牛丼屋で満足していたのに、日頃家庭で焼く肉にも高級品を求めるようになると考えるべきでしょう。

若いときと同じレベルの生活をしていると、日常的に、「すごいね」「おいしいね」といった感動の言葉が減っていきます。けれども、それは当然のことで、脳がより強い刺激を必要としているからです。

年をとってからは「ある程度」でいいと思うのは間違いで、笑いであれ、食べ物で

あれ、何であれ、むしろ年をとってからのほうがより質の高いものを求めるのです。
子どもは、そのことを忘れてはなりません。

ポイント!
「ある程度の質でいい」は
まったくの勘違い

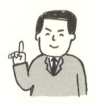

好きなものを食べさせ、飲ませる

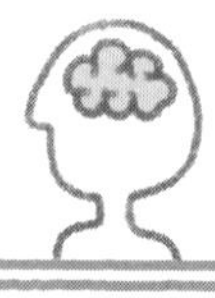

「あれダメ、これダメ」はNG

若い頃から、健康のために食べ物に気をつけることは、さまざまな病気を予防するのに効果があるかもしれません。しかし、70歳を超えたくらいからは、あまりに飲み物や食べ物に気を使うのは意味がないと私は考えます。

「親に長生きしてほしいから」
「親の健康に気を使ってあげるのは、子どもの義務だ」

子どものそんな気持ちもわからなくはありません。しかし、味の薄いものを食べさせたり、大好きだったお酒を無理やりやめさせたり、こってりしたものを食べさせなかったりすることは、ときとして「親のため」という名のもとの「子どもの自己満足」にしかならないことを忘れないでください。

お酒が好きだから肝硬変《かんこうへん》になるまで飲んでもいい、というつもりはありませんが、**親が好きな食べ物や飲み物があるのであれば、それらを適量に楽しんでもらうことを第一に考えるべきでしょう。**

70歳を過ぎたら無理に禁煙させなくていい

また、年をとった親に無理やり禁煙させることに関しても、私は懐疑《かいぎ》的です。

社会的に嫌煙の流れが広がっている昨今、こういう話をすると、強い批判を浴びそうですが、まわりに配慮していれば、喫煙者の権利は認めるべきだと考えています。

「タバコは健康に悪いのは明らかだ。動脈硬化や肺がんの原因にもなるし、肺気腫《はいきしゅ》にもなる。そんなことをいうなんて、早く死ねといっているのと同じじゃないのか？」

そう思われる人も多いでしょう。

たしかにタバコを吸っている人のほうががんや心臓、脳血管の病気が発症しやすくなるのは事実です。しかし、70歳を過ぎてから、「タバコは体に悪いから」と禁煙したとしても、誰もがいきなり健康になるわけではありません。

私がかつて勤務した浴風会病院には老人ホームが併設されていましたが、そこで行なわれた調査では、喫煙者も非喫煙者も生存曲線に差がないというデータが出ました。その調査をした人に言わせると、亡くなる方はその前に亡くなっているので、老人ホームに入る年齢まで生き延びた人には差がないというのです。

つまり、私がいいたいのは、愛煙家の高齢者にとって、「タバコ=悪いもの」であるとはかぎらないということなのです。科学的に立証されてはいませんが、もしかすると、喫煙による悪影響を受ける人と受けない人とでは、生まれながらの遺伝子に違いがあるのではないかと私は考えています。

もちろん、私は喫煙を推奨するつもりは毛頭ありません。私自身、非喫煙者ですし、喫煙者でも、もし可能ならば禁煙したほうがいいと考えています。

しかし、長く喫煙してきた高齢者にとっては、禁煙は大きなストレスのもととなります。禁煙による健康効果と禁煙によるストレスを天秤《てんびん》にかけたとき、どちらが寿命の延長や生活の質向上に有効かは、当事者の判断です。

これについては、「喫煙よりも禁煙ストレスのほうが免疫力に悪影響を与える」と主張する免疫学者もいます。

やれ塩分を摂《と》り過ぎるな、タバコはやめろ、酒は飲むな、コレステロールに気をつけろと押しつけるほうが、間違いなく高齢者の心身のストレスを増大させます。ストレスは老化を助長する要因であることは確かなのですから、何十年も続けていたライフスタイルを変えるように子が親に強要することは、避けたほうがいいでしょう。

ポイント!

ライフスタイルを無理に変えさせない

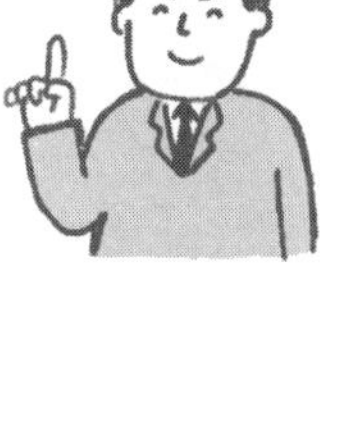

ギャンブルだって悪くない

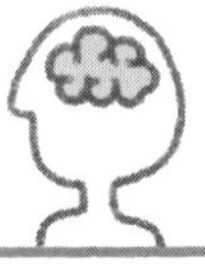

楽しく頭を使わせる

知的好奇心を刺激することは、脳の老化を防ぐのに有効です。

具体的には映画を観たり、読書をしたり、ときには推理力、データ分析などを駆使したギャンブルも悪くはありません。

高齢者が競馬であれ、競輪であれ、パチンコであれ、専門紙、必勝本、攻略本を読んで戦略を立てて楽しむことは、脳の老化防止にもつながります（ただし、前頭葉が萎縮した高齢者は依存症になりやすいのも事実ですから、たとえばパチンコなどに通う場合は、依存症になっていないかのチェックは必須です）。

また、ギャンブルではありませんが、株式投資も同様です。

もちろん生活資金を投入してまで株に投資をすることはおすすめしませんが、ある程度の余裕資金のある人は、株式投資も脳の老化防止に役立つといえそうです。

証券マンの言いなりではいけませんし、投資を成功させるためには情報収集が必要ですから、そのためにアンテナを張り巡らさなくてはなりません。

朝起きて新聞やインターネットで株価を見る必要もあります。

「自分が株を持っている会社や業種の動向はどうか」「為替《かわせ》はどうなっているのか」「いまアメリカや中国はどんな状況か」「EUはどうか?」「日本経済がそれに合わせてどう動くか」など、関心事の幅も広がります。

日々散歩を習慣にしている人なら、散歩中の視線も変わるでしょう。

「世の中にどんな新商品が出ているか?」「若い人の間ではどんな商品が流行《はや》っているか?」「それらを作っている会社の売り上げはどうか?」など、頭を動かしながらウォーキングすると、体はもちろん脳の活性化にも役に立ちます。

ギャンブルにせよ、株式投資にせよ、老いた親が楽しめるものかどうかが重要です。まったくの初心者であれば、かなりハードルは高くなりますが、経験者なら興味を示してくれるかもしれません。親の老化防止に役立つなら、多少のマイナスは大目に見ましょう。

もちろん、老いた親が経済的破綻《はたん》を招くようなことがあってはなりませんから、子どもとしては観察を続けなければなりません。

五感が喜ぶことをさせる

五感を刺激してあげることも老化防止には必要不可欠です。

まずは「味覚」と「嗅覚」ですが、毎日同じものではなく、老いた親が春夏秋冬を感じられるように食べ物を工夫する、あるいは、はじめての飲食店やレストランに連れ出してみるのもいいでしょう。味、香りも脳にいい刺激を与えるのです。

「聴覚」ですが、親の好きな音楽のＣＤを買ってきて聴かせたり、一流の音楽家が演奏するクラシックコンサートに誘ってみたりするのもいいでしょう。

「視覚」への刺激であれば、旅に連れ出して、きれいな風景を見せてあげたり、美術館や博物館などに連れて行ったりするのも有効です。

そして「触覚」ですが、これは整体やマッサージに連れて行くことで皮膚を通して神経に刺激を与えられます。また、指先で何かを触れる作業をしたりするのもいいでしょう。

よくピアニスト、バイオリニストは長生きだといわれますが、指先を使って脳に刺激を与え続けることが老化を防ぐからだと、ある研究でも証明されています。

楽器や陶芸にチャレンジさせるのはもちろん、老いた母親なら手芸なども手先を使うことで脳の活性化につながります。

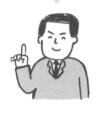

老いた親の性的関心を理解する

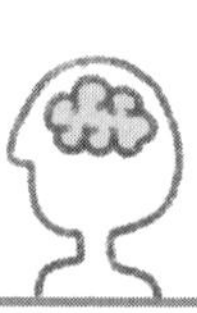

なぜゴルフ欲はよくて、性欲はダメなのか

認知症の場合もそうですが、認知症でない場合であっても、老いた親の性に対する反応が、以前に比べて露骨《ろこつ》になることがあります。

性的なことに対して極端に嫌悪を示すようになる場合もありますが、逆にストレートに興味を示すようになることも珍しいことではありません。

その極端な例が老人のセクハラ行為ですが、これも何度かお話しした前頭葉の萎縮に原因があります。理性が効きにくくなって、トラブルが起こりやすくなるのです。

とはいえ、一部のセクハラをする老人を除けば（セクハラ老人が介護者へ与えるストレスが大きいこともあり、メディアなどでも目立つ形で取り上げられますが）、性的な興味をセクハラ行為にまで移す人のほうが割合としては少数派です。

では、老いた親の性的な興味はどこに向かうのかといえば、一般的には、アダルトサイトや、風俗といったものになります。


「親がポルノを観ている」

「隠れて風俗に通っているらしい」


こんな現実を突きつけられることもあるでしょう。

それに対して、子どもはどう対応すればいいのでしょうか。

ただでさえ、近親者と性に関する話はしにくいものです。じつの親のそんな姿を知ってしまうと、子どもとしては、嫌悪感を覚えるかもしれません。

しかし、よく考えてみましょう。あなた自身は、自分が性的関心を持つことを自分に許さないでしょうか。そんなことはないはずです。

また、視点を変えて考えてみると、許せるようにもなります。
たとえば、かりに親が認知症になったとしましょう。認知症になった親が、そんなことはおかまいなしに好きなゴルフを楽しんだり、ゲートボールに夢中になったりしたとき、あなたはそれを不快に思うでしょうか。そんなことはないはずです。

「ボケてきたけど、塞《ふさ》ぎ込まなくてよかった」
「足腰が鍛えられて、ちょっとのケガでも寝こまなくてすむ」

そう考えて、親のポジティブさを歓迎するのではないでしょうか。

性は不浄で、隠すものか？

ところが、こと性に関するかぎり、正反対の対応をする子どもが多いのはちょっとおかしくはないでしょうか。とくに、日本では性に対しての間違った姿勢が支配的のようです。

性的関心は不浄のものでも、隠すものでもありません。親にとっては元気のもとになったり、しぼみかけた想像力を再生させるテーマになっていたりもするのです。減少した男性ホルモンを増加させる作用もあります。


「いい年をして」「年甲斐もなく」という発想で親の性的関心を封印しようとすることは、脳の老化を早めるとさえいっていいでしょう。


ですから、子どもは親の性に関する行動に対して、否定的な反応をするのではなく、「楽しませてあげる」くらいの余裕を持つべきなのです。老いた母親のそれについても同様です。伴侶《はんりょ》に先立たれた親であればなおさらのことです。

息子と父親の関係であれば、年をとった父親に安全なアダルトサイトを教えてあげるなどというのも、一つの方法でしょう。

親子という間柄、さすがに風俗に一緒に行くことなどは難しいかもしれませんが、女性のいるクラブやキャバクラ、スナックなどに親を連れて行くくらいはできるでしょう。親にとってはそれが活力になり得るのです。

推奨するつもりはありませんが、私の知人はソープランドの待合室で、もうすぐ80歳という父親と出くわしたことがあったそうです。奥さん（つまり知人にとっての母親）は10年ほど前に亡くなっていたそうです。

「さすがに知らんぷりしましたが、思わずオヤジにエールを送りたくなりました」

私の知人はそういっていました。

犯罪、反社会的行為でもしないかぎり、「精力的な親」は愛《め》でるべきなのです。

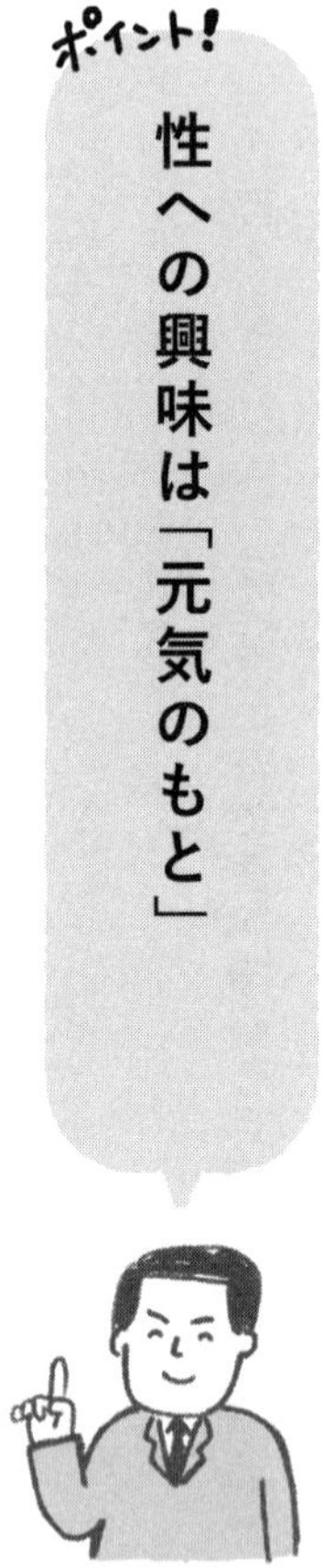

第3章

老いた親に機嫌よく生きてもらうために

頭ごなしに否定しない

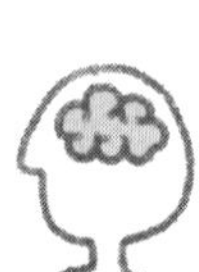

「そうだね」は魔法の言葉

年老いた親と接する際には、やってはいけないことがいくつかありますが、その中の一つが、「頭ごなしに否定する」ことです。

「頑固な年寄りのいうことだから」
「同じことしかいわないから」

そんな先入観のもとに、あらゆることに否定をつきつけられると、親の脳はますます老化します。なぜなら、その瞬間「思考停止」につながるからです。

瞬間的な否定は、人の命にかかわる、犯罪につながるような、例外的なケースを除いて留保することを心がけておきましょう。

大切なことは、親の言動をいったん「そうだね」と受け入れてあげることです。

たとえば親が、何十年も前の話を持ち出して、「あのときは、やっぱり私のいうことを聞けば、ああいうふうにならなかったのに」と言い出したとしましょう。

そんなときは「そうだね、あのときのお母さんの判断は正しかったね。私が悪かった」と応じてみてはどうでしょうか。

「またその話？」といいたい気持ちを抑えて、反論せずにいったんは親の主張を受け入れるのです。

何よりも親の言い分を「受容していますよ」という態度を見せることが大切です。ときにはお世辞を交えてもいいでしょう。過剰な表現で伝えて、親に「まだまだ自分は賢い」と思わせる方法もとても有効です。

まずは「うん」、それから「でもね」

この「親の意見をすべて否定するな」ですが、決して「何でも親のいうことを聞け」といっているわけではありません。

ときには、理不尽なことをいったりするでしょう。とうてい受け入れられないほどのわがまま、明らかな間違いを主張することもあるでしょう。

そんなときには「いいから黙っていて」「何もいわないで私に任せて」というのではなく、「うん、でもね」を心がけてください。

「いいたいこともよくわかっていますよ。でもね、今回はそうじゃないんですよ」

そんな言葉で全否定せずに応じましょう。

「そうだね」と「うん、でもね」

この二つのフレーズは、お年寄りと接するうえでとても大切な三つの要素が入っています。

それは「傾聴《けいちょう》（相手の考えや話をしっかり聞く）」「受容（相手の存在を受け入れる）」「共感（相手の考えに賛成する）」です。

いわゆる上から目線で教えたり、諭したり、怒ったりするよりも、この三つの要素が入っている二つのフレーズを意識して毎日の生活に取り込むようにしてください。

きっと親の態度が徐々に変化しはじめるはずです。

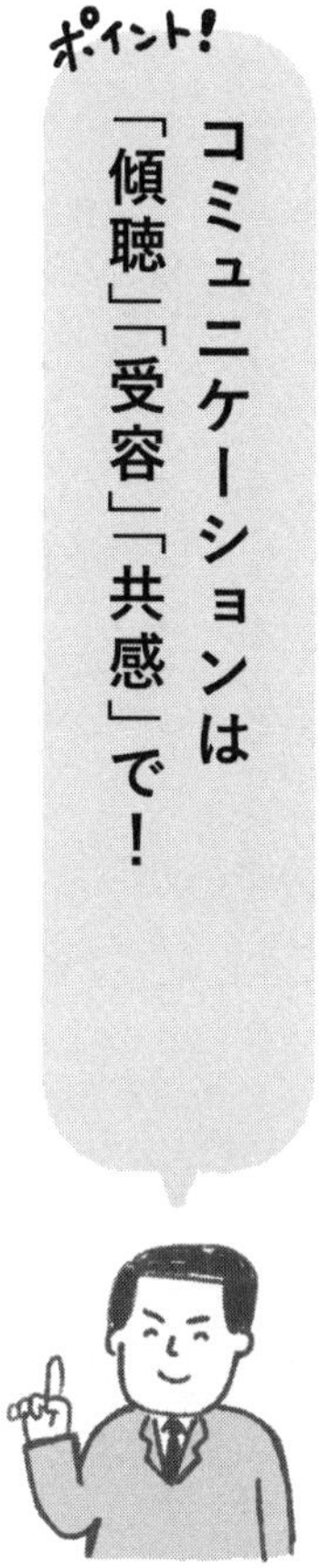
ポイント!
コミュニケーションは「傾聴」「受容」「共感」で!

悲嘆には、まず寄り添ってあげる

親が「かけがえのないもの」を失ったとき

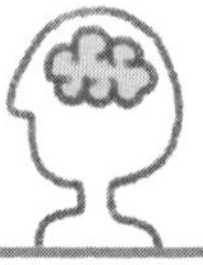

「対象喪失」という言葉を聞いたことがあるでしょうか？

自分にとってかけがえのないものが失われることです。

年をとると、そういう機会が増えます。

とくに配偶者や年齢の近い兄弟姉妹、同級生の友人や大切にしていたペットが亡くなると、そのショックが原因でものすごいストレスがかかり、気力が失われてしまったり、一気に老け込んでしまうことにもなりかねません。

こういった悲しみは、若い人にも起こり得ることですし、本来時間とともに癒《い》えることも多いのですが、高齢になってから、短期間に立て続けにショックなことが起こると、気分が落ち込む期間が長期で続くことにもなり、何事に対しても悲観的にとらえるようになる傾向が強くなる人もいます。

すると、しまいには認知症と間違えられやすい「老人性のうつ」が発症してしまうこともあるのです。

親についていえば、仲のよかった老夫婦ほど、残された人が悲しみにくれることがあります。よく妻が亡くなってから数ヵ月して、あとを追うように元気を失った夫が亡くなるということもあります。ですから、親にとって大切な人が亡くなった場合などは、その様子を注視したほうがよいでしょう。

「対象喪失」をうつ病に発展させないために

では、そうした場合に、子どもとしてはどうしてあげればよいのでしょうか。

対象喪失がきっかけで親が塞ぎ込んでいるような状態の場合、時間が経《た》てば元に戻るだろうと考えがちです。しかし、悲嘆状態が長く続くようなら、その原因としてうつ病を考えなければなりません。

うつ病は若年層、中高年層の病気と思われていますが、高齢者、超高齢者の精神疾患としては認知症に次ぐ数となっています。

何度も述べますが、高齢者のうつ病は子どもをはじめ、まわりの人たちも見逃しやすい病気です。とくに高齢者の場合、「年だから」「体力、気力が弱っているから」といった結論で片づけてしまうことが多いようです。

「親がもしかしてうつ病？」と感じたら、チェックすべきポイントがあります。

●よく眠れているか
●涙目になっていないか
●食欲が衰えていないか
●ボーっとしている時間が増えていないか

●嗜好や趣味に変化はないか

こうした傾向が見られたら、専門医の診断を仰いだほうがいいでしょう。

かりに認知症と診断されなかったとしても、高齢の親が対象喪失による悲嘆状態、塞ぎ込み状態に陥った場合、「いつまでも悲しんでいちゃだめだよ」のような叱責《しっせき》や説得は効果がありません。自分を本当に心配していることを感じてもらえるような言葉をかける。それを心がけてください。

「そうだよね、気持ちはわかるよ。でもこういう可能性もあるよね……」、こういうふうにも考えられるよね」

ただでさえ、本人だってそういう状態を抜け出したいと思っているのです。ですから、マイナス思考に陥っている状態の人に、とにかくプラス思考になれという姿勢は逆効果でしょう。

イソップ寓話《ぐうわ》の『北風と太陽』を思い返してみてください。対象喪失で悲しみのコートをまとってしまった高齢者には、強い風よりも暖かい太陽の光が有効です。まずは愛情を持って、寄り添う姿勢で接するべきです。

それが、対象喪失がうつ病につながることを防ぐと私は考えます。

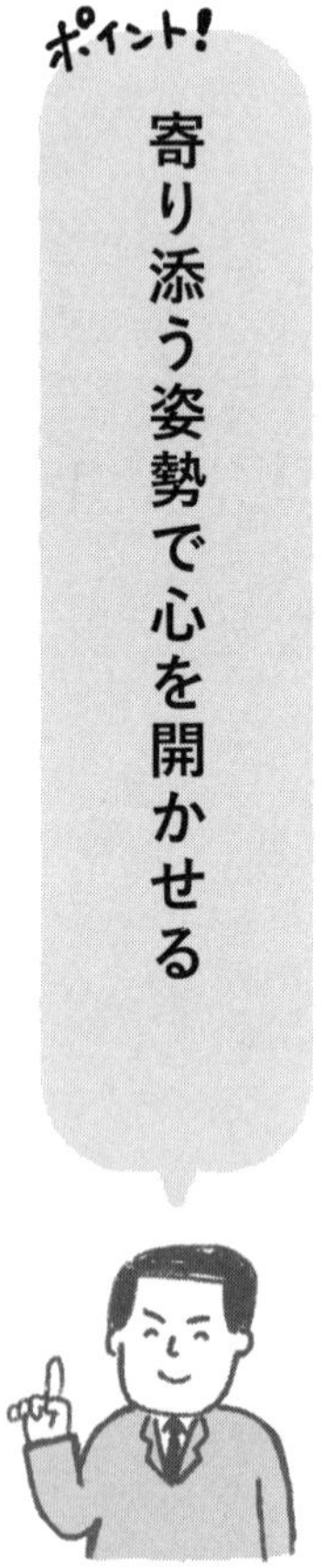

「死にたい」が口癖になったら

心にあるものに気づいてあげる

「老いた親がよく『死にたい』というのですが……」という悩みが寄せられることがあります。これは、認知症患者の方にも時折見られることです。

こういった話をするとき、世間では、「死にたい、死にたい、っていっている人ほど、実際は死なないよね」といった発言をする人も少なくありません。

断言しますが、これは間違っています。

「死にたい」を頻繁に口にする人は、ほとんどの場合、何らかの深刻な精神的トラブルを抱えていると考えなければなりません。

もし、そういう親、親しい人が身近にいるならば、すぐに精神科を受診させるべきです。

「死にたいという人は、実際は死なない」についてですが、それは『死にたい』という人の9割は死なない」というだけの話にすぎません。

正しい言い方をするならば、こうなります。

『死にたい』を口癖にしている人は、日頃、それを口にしない人よりも自殺率が10倍ぐらい高い」

ですから、日頃からそのようなことを口にしている親、身近な人に対しては、デリケートな対応が求められます。

軽く受け取って「そういうことをいっちゃだめだよ」とか「本当に死にたいって思う人は何もいわずに死ぬんだから」などと否定してしまうことは禁物です。すでに抱えている何らかの精神的トラブルをさらに悪化させることになります。

「死にたい」を口にする人は、言い方を変えれば、「死にたいほどつらいこと」を心に抱えているのです。その現実を受け入れなければなりません。

「親の心の現実」を無条件で受け入れる

「死にたい」を口癖にする人の場合、たとえ認知症であったとしても、この症状自体は「老人性うつ」によるものと考えてよいでしょう。

もし、高齢者の親がそうした症状を示した場合には、すぐに専門医の診察を受けさせなければなりません。

「うちの親、ボケちゃって」ではすまされないのです。

こうした場合、専門医の診察を受けることが必要不可欠ですが、子どもやまわりの人間はどう対応すればいいのでしょうか。

まず、とにかく話を聞いてあげることです。

子どもの立場で考えれば、親が「死にたい」と口にする原因に心当たりはないかもしれません。しかし、「親の心には死にたくなるほどつらいことがある」という現実は認めなければなりません。子どもはその現実を無条件で受け入れて、そこに寄り添ってあげることが大切です。その基本が、親の話を聞いてあげることなのです。

そうした親の話を聞くことは、子どもにとって愉快なことではないでしょう。間違いなく整合性、論理性が欠けた話になるでしょう。それは仕方のないことです。それが病なのですから……。

親の話に真摯《しんし》に耳を傾け、うなずきながら「気持ちはわからないでもないけれど、もし実際に死なれたら、本当に自分は悲しい」ということを伝えてみてはどうでしょうか。子どもが悲しむことを喜ぶ親はいません。

反発や批判は何の役にも立たないばかりか、逆効果です。

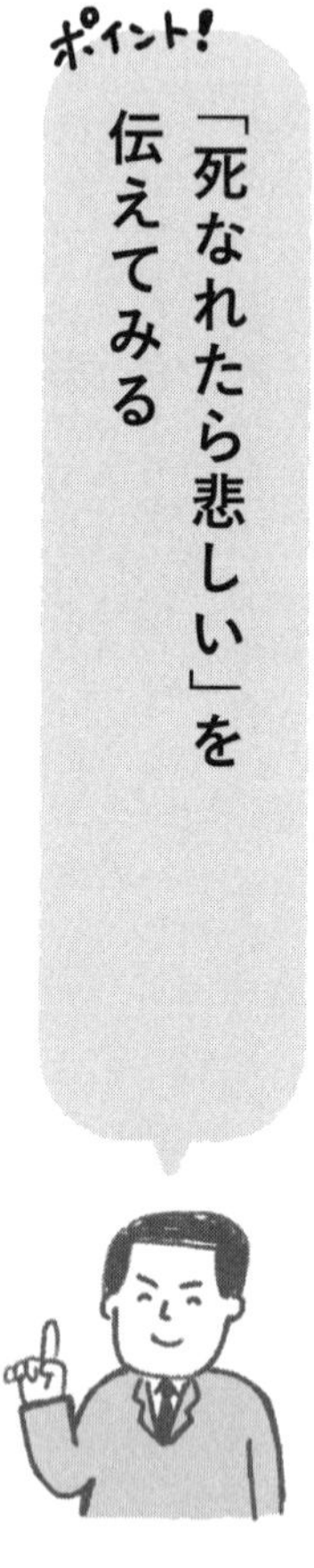

「お金への執着」の意味

その原因は自己愛が満たされていないから？

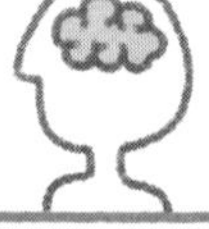

年老いてくると、それまでよりお金に執着するようになる、というのもよくある話です。

第1章の依存症の話の際にも触れましたが、基本的に多くの高齢者の日常は、自己愛が満たされていません。若い頃に達成したことも、築き上げてきた地位も、年をとってからはただの過去の出来事にしかすぎませんので、当時のようには彼らの自己愛を満たしてくれません。

そんな話をすれば「またそんな昔の話をして」と邪険《じゃけん》にされ、さらに自己愛が傷つくことにもなりかねないのです。

そうなると、唯一の心の拠《よ》り所となるのは、お金ということになります。老人になってから捨てなければならない地位と違って、お金はいつまでも傍《そば》に置いておくことができるからです。

そうして、不安が強い分だけお金を頼りにするようになっていきます。「お金を持っている」ということが精神安定剤の役割を果たしはじめるのです。

「金の切れ目が縁の切れ目」といいますが、「お金さえあれば人は自分を見捨てないし、寄ってくる」と考えて、お金に対する執着はどんどん強くなっていくのです。

もちろんお金は大切なものですから、ある程度の執着はあって当然です。しかし、度を超えた執着は問題です。そうした姿勢がまわりの人間を不快にしてしまい、交友の場をなくす原因にもなりかねません。

家族はもとより、他人とのコミュニケーション、交流の機会が減ってしまうと、脳の退化を招くことになります。それが高じて認知症のようになってしまうこともあります。

「オレの通帳が一つなくなった」
「残高が知らないうちに少なくなった」

認知症の場合は、記憶障害によって、あるいは「物盗られ妄想」などによって、そんな言葉を口にするようになることもあります。

裏を返せば、お金に執着する人は、愛されていないという不安を抱えているということです。

「お金でできること」を教える

では、そうならないために、子どもはどうすればいいのでしょうか。

●「お金がなくても、愛されている」と感じてもらう

●「お金を上手に使えば、幸せになれる」ことを理解してもらう

この二つを心がけることです。

自己愛が満たされていないと感じることがお金への執着を生み出すわけですから、子どもは折に触れてさまざまな言動で「愛されている」と親に実感させることです。

さらに、お金はそれ自体に価値があるのではなく、お金は幸せを買うための手段であることを改めて理解させることです。子どもは親がお金を使うことで「嬉しい」「楽しい」と思う機会を作ることが大切です。

お金を使うことで、他人が優しくしてくれる、誰かと話す時間が増えるということを、依存症にさせない程度に体感させてあげるのです。

たとえば、父親であれば、スナックなどに連れて行って店の女性から歓待される体験をさせてみてはどうでしょうか。

母親であれば、(ホストクラブは依存症になりやすいので少し問題だとしても)好きな男性歌手や男性アイドルのコンサートに連れ出すといった方法もいいでしょう。

あるいは、客をいい気分にさせるようなもてなしができるレストランやホテル、旅館もいいでしょう。

お金を使うことによって、人から感謝されたり、優しくされたりします。そういったまわりからの反応によって機嫌がよくなると、少しずつお金への執着が薄らいでいきます。

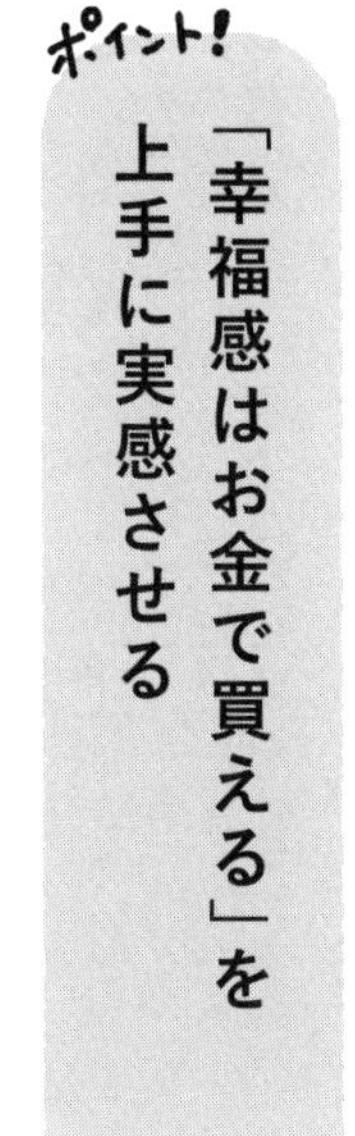
ポイント!
「幸福感はお金で買える」を上手に実感させる

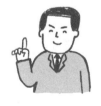

親の昔話、自慢話との付き合い方

親子の会話は、会議でも、討論会でもない

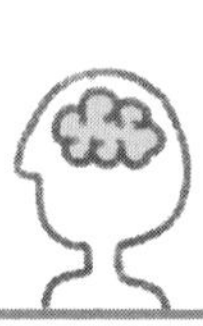

「最近ウチのお父さん、昔話ばっかり」
「最近いつも自慢話ばかりで、そのたびについ『またその話？』といってしまう」

高齢の親を持つ子どもの多くが、そんな言葉を口にしたことがあるのではないでしょうか。私にも高齢の母親がいますから、気持ちはわかります。ただし、私は高齢者が昔話、とくに過去の栄光話を語るのは、いいことだと思って聞くことにしています。

親子の会話は、会議でも、討論会でもありませんから、基本的には「聞く9割、相《あい》槌《づち》1割、反論0割」で対応することにしています。

もちろん、これが40代、50代の人ならまた違った話なので問題です（まだ、若いのに過去の栄光ばかり自慢する人っていますよね）。

「俺は若い頃、こんなすごい仕事をやったんだ」

たとえば50歳前後の現役世代なのにこういう話ばかりする人は、「いまは大した仕事をしていない」ということにほかなりません。同様に「昔とても女にモテたんだ」は「いまはモテない」ということです。

こういった若い人の昔話や自慢話はいかがなものかと感じますが、高齢者のそれは、本人の精神面の安定には悪いことではありません。

幸せだった過去を思い出して、本人が機嫌よく昔話をするのは、実際に認知症の進行を遅らせる療法として有効とされています。「思い出療法」とか「回想法」ともいわれます。

過去のいい話を引き出してあげることも大切

こういった昔話をすることは、過去を嘆き続けているようなタイプの親にも有効です。「幸せな昔話なんかない」というような場合には、「過去の幸せの断片」を引き出してあげるのです。

精神科の治療方法に「内観《ないかん》療法」というものがあります。

たとえば、非行を繰り返す少年や犯罪を何度も重ねる人から話を聞くと、過去に親に虐待《ぎゃくたい》されたとか、親が自分の面倒を見てくれなかった、愛情を注いでくれなかった、という内容を吐露《とろ》することが多くあります。

そういう状態の人は、物事の悪い部分ばかりが浮き彫りになって、「悪いイメージ」だけが先行して、憎しみが深くなっている場合が多くあります。

そんなときに内観療法を用いて、その憎しみの感情を緩和させることがあります。

これは過去に親にしてもらったいいことを思い出させる治療法です。

例として、老いたあなたの親が、自分の親（あなたにとって祖父母）に対して憎しみを抱き続けているとします。

そして、思い出したように、「苦労ばっかりだった」「親に虐待されたことが忘れられない」「どうして、あのとき、○○してくれなかったんだ」などと毎日いっていたとしましょう（実際に認知症や老人性うつでもこういったことはあります）。

そんなときには、「そんな親でも何かいいことをしてくれたことはない？　三つぐらいならないだろうか？」と問いかけて、親への良好なイメージを喚起《かんき》させるのです。

すると、「そういえば弁当は作ってくれたことがあった」とか、「運動会だけはきてくれた」といったように、いままで悪いイメージしかなかった親でも、いい思い出が三つぐらいは出てきます。

この治療を施されることによって、過去の自分の中の印象が書き換えられて、非行少年であれば行状が改まったり、老いた親であれば嘆きが減ったりするのです（この「内観療法」は、現在、アメリカでは少年院での矯正治療の一つとして使われたりしています）。

高齢者の昔話や自慢話でもそうですが、人は「過去に体験した幸せ」を喚起することで快適な気分を味わうことができるのです。悪い体験やつらい記憶を甦《よみがえ》らせることは不要ですが、このような幸せを感じた体験を呼び起こすのはとても大切です。

高齢の親にとっては、話の組み立てを考えたり、的確な言葉を考えたり、あるいは発語したりすることで脳を刺激することになります。認知症の進行を食い止めたり、発症を遅らせたりする効果もあるでしょう。

同じ話であっても、ある種の念仏を聞くような気持ちでいれば、何度聞いても腹も立ちませんし、ときには勉強になることもあるかもしれません。

ポイント！

昔話、自慢話は「聞く9割、相槌1割、反論0割」

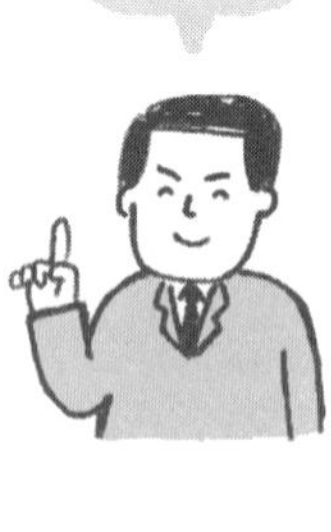

「いまも頼られている」と思わせる

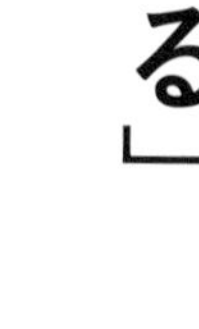

相談を持ちかけてみよう

親の老いが見えたとき、子どもがやってしまいがちなことに過度な「老人扱い」があります。

「年なんだから、やらなくていいよ」
「ケガするから、これは私に任せて」

などと、何から何まで老人扱いするのは、やめましょう。

重ね重ね述べていますが、子どもが親に「やれることをやらせない」のは、脳や体の機能を低下させる一因になります。**そうした機能の低下を遅らせるためには、むしろ、老人扱いせずに、実際には困っていなくても、あえて困り顔をして親に相談するくらいのことを考えるべきです。**

ここで二つの例をお話ししましょう。

一つ目はある35歳過ぎの女性のお話です。

彼女は子どもが生まれて、少々育児ノイローゼ気味になりました。彼女には70歳を過ぎた母親がいるのですが、じつはこのお母さんは元保母さんでした。

育児に悩んだ彼女ですが、老いた母親に心配をかけたくないと、相談はせずに一人でがんばってきたそうなのです。

ところが、限界を超えてしまいました。

やむにやまれず、親にその悩みを打ち明けました。すると、彼女の母親は水を得た魚のように的確なアドバイスをしてくれました。

娘さんはノイローゼから解放されるわ、ちょっと元気のなかったお母さんも「孫育て」という新たな使命を得て、見違えるように元気になったというのです。

もう一つの例は、ある商社に勤める40代後半の男性の話です。

中間管理職として難しい役割を担い、追い詰められ悩んでいました。会社からの命令でリストラ断行の責任者に指名されたのです。思い悩んだ彼は、いままで父親に仕事のことで相談などしなかったのですが、帰省したときにその悩みを聞いてもらったそうです。

彼の父親はかつて、二〇〇人ほどの社員を抱える中小企業の社長でした。オーナー社長ではなかったため、70歳でリタイアしましたが、上に立つ人間の仕事の勘どころは心得ています。サラリーマン生活の酸いも甘いも知っています。

現役を引退して5年以上経過していますから、彼の父親もまさか子どもから仕事のことで相談など受けるとは思ってもいなかったということでした。最初は戸惑っていたものの、息子と親密に話せる喜びを感じたのか、次第に嬉しそうに自分の経験を話しはじめ、的確なアドバイスをくれたそうです。

このように、少しでもいいですから、「私は何歳になってもあなたの子どもですよ。ちょっと相談に乗ってください」という態度を示し、親に頼ることで、親も「こっちもボケてられないな」と意識をリセットすることもあるのです。

親の軌跡を褒める

親が歩んできた過去を褒《ほ》めることも、老化防止につながります。どんな些細《ささい》なことでもいいのです。

たとえば、自分が子育てに苦労していたら、こんな言葉をかけてみてはどうでしょうか。

「俺は子ども一人育てるのに大変なのに、オヤジは三人も育てて、三人とも私立の大学に入れたんだからな。すごいよな。俺なんて絶対無理だよ」

「お母さんは家族のこと最優先に考えて私を育ててくれたから、家族の幸せの大切さを私はいま感じられるんだよね。ありがとう」

自分を育ててくれた親の人生に改めて感謝し、尊敬していますという気持ちを伝えてみてはどうでしょうか。

仕事であれ、勉強であれ「叱る」よりも「褒める」ほうが成果が得られることは統計学的に証明されていますが、老いた親への接し方も同じです。

「昔はしっかりしていたのに、いまはこんなにヨボヨボになっちゃって……」

誰よりも、親自身がそう考えているかもしれません。

それならば、親の軌跡《きせき》を振り返り「すごいな」と思うことは口に出して「お父さんすごいね」「おふくろにはかなわないよ」と伝えてあげることです。

それが脳の活性化にもつながります。

「戦力外通告」を受けたと感じていた親の機嫌をよくすることは間違いありません。

ポイント！

「親に甘える」も老化防止策

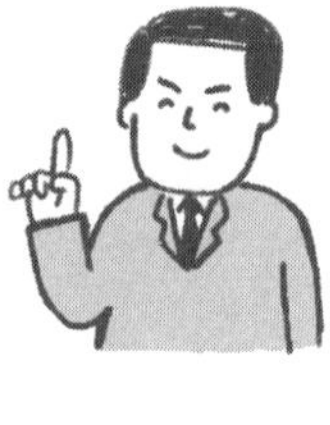

「セロトニン」で不安が和らぐ

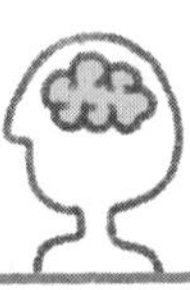

「幸せホルモン」の増やし方

「セロトニン」という言葉を聞いたことがありますか？

近年、テレビの健康番組などで「幸せホルモン」などと話題になるので、耳にしたことがある方も多いかと思います。

セロトニンは神経伝達物質の一つです。「幸せホルモン」と呼ばれるとおり、セロトニンが分泌されると、緊張した状態が和らいで、明るく前向きな気分になるといわれています。

また、興奮物質であるノルアドレナリン、快感や欲求を司るドーパミンといった神

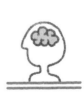

経伝達物質の過剰分泌を抑制するなど、感情のコントロールにも深く関係しています。

ただし、残念なことに年齢を重ねるにつれてセロトニンは減少してしまいます。セロトニンが減少すると、結果としてイライラや不安に陥る頻度が増え、それが高じると、最悪の場合うつ病を発症することがあるので注意が必要です。

さらにいえば、セロトニンが減少すると、気分だけでなく、痛みや刺激にも敏感になることがわかっており、たとえば腰痛の症状が起きやすくなったりもします。

最近、腰痛治療のためにＳＳＲＩ（選択的セロトニン再取り込み阻害薬）やＳＮＲＩ（セロトニン・ノルアドレナリン再取り込み阻害薬）のようなうつ病の薬を処方する病院があるのは、セロトニンがうつだけでなく痛みにも効果を発揮するからです。

ではこのセロトニンを増やすには、どうしたらよいかというと、まずセロトニンが脳内で作られる際に材料となる、必須アミノ酸のトリプトファンを摂取することが挙げられます。

トリプトファンは大豆製品や乳製品、穀類や肉や魚、卵やバナナに含まれていますので、こうした食品の中で親の好きなものを食べさせてあげることは、「機嫌よく生きてもらう」ことにつながるでしょう。

「肉断ち」は老化につながる

セロトニンに関係するものとしては、ほかにもコレステロールを挙げることもできます。コレステロールは老人の敵と考えている人が多いですが、それは必ずしも正しいとはいえません。

脳内にあるセロトニンは、「鞘《さや》」みたいなもので保護されているのですが、このセロトニンを保護してくれているのがコレステロールなのです。

ですから、コレステロールを減らしすぎると、セロトニンの正常な分泌が損なわれ、その結果、脳が衰えやすくなってしまうこともあります。

最近「高齢者こそ肉を食べろ」という主張が盛んになされるようになってきました。しかし、ひと昔前までは「高齢者は肉を控《ひか》えろ」という意見が支配的でした。

私は高齢者こそ、肉を食べるべきだと以前から主張してきましたのでいい傾向だと思っています。

肉にはコレステロールはもちろん、アミノ酸のもとになるタンパク質が含まれます。アミノ酸はセロトニンを作るうえでとても大切な物質です。

もちろんアミノ酸を摂取したからといって短期間でセロトニンが大量に増えることはないのですが、アミノ酸不足はセロトニン不足につながることは間違いありませんので、欠乏《けつぼう》しないように摂取していきたいところです。

また、タンパク質も人間の体にはとても大事な物質の一つです。タンパク質不足の人は、血管がダメージを受けやすいといわれています。

タンパク質を充分摂取していない人の血管は、たとえるならゴムのないタイヤのようなもの。つまり柔軟性が不足しているので傷ついたり、破れたりするリスクが高くなります。血圧の上が160くらいしかないのに脳卒中になってしまう人の体を調べてみると、「タンパク質が不足していた」という事例もあります。

これらを踏まえると、「高齢者は肉を控えろ」というのは間違いで、年をとればとるほど肉食を心がけるべきなのです。

現に作家の瀬《せ》戸《と》内《うち》寂《じゃく》聴《ちょう》さんはご高齢でもお元気ですが、「肉をよく食べる」というのは有名な話ですし、105歳で亡くなられる直前まで現役だった医師の日《ひ》野《の》原《はら》重明《しげあき》先生も肉を好んで食べておられました。

「元気な老人は肉を食べている」

高齢者の親の食事に肉は欠かせません。

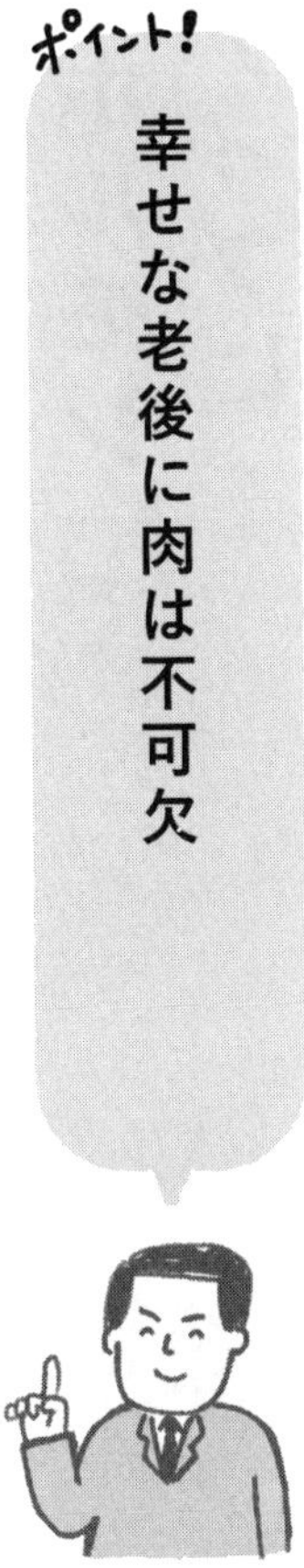

「男性ホルモン」でポジティブに

人に優しくなれる効果

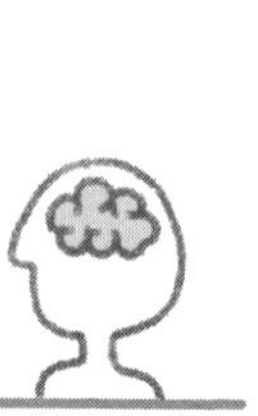

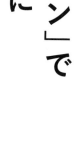

幸せホルモンとしてセロトニンについてお話ししましたが、もう一つ「機嫌よく生きてもらう」ために効果的な物質をご紹介しましょう。それが、男性ホルモンです。じつは男性ホルモンも脳の機能に大きく関わっています。

一般的に、男性ホルモンというと性欲を連想される方もいるかもしれません。しかし、決して性欲だけの話ではありません。また、男性だけの話でもありません。

近年は研究が進んで、男性ホルモンのさまざまな役割が解明されはじめています。中でも数年前に発表された研究の結果が注目を集めました。それは、被験者の女性たちに男性ホルモンが含まれたジェルを塗《ぬ》ると、塗る前と塗った後では、明らかに行動に変化が現われたというのです。

どんな変化かといえば、「ボランティアをやりたい」と思う人の割合や、災害などが発生した際に寄付する額が増加することがわかりました。

つまり、男性ホルモンが多くなると、人に優しくなったり、弱者に対する思いやりが強くなったりするのです。最近では、男性ホルモンは他人を思いやる行為やポジティブな行動に駆り立てる力があると考えられています。

余談になりますが、数年前に待機児童問題に力を入れていた政治家や、障がい者の側に立った政治活動をしていた元タレント議員などが不倫騒動で物議を醸《かも》しました。不倫の是非はここでは問いませんが、男性ホルモンをキーワードに医学的に考えてみると、納得できる部分があります。つまり、次のようなことがいえると思われます。

男性ホルモンが多い人↓他者に優しい・ポジティブ↓非暴力的・恋愛に積極的

いささか暴論と思われる向きもあるかと思いますが、検討に値する考え方だと思います。たとえば、昔の話になりますが、人に優しく、非好戦的な思想の政治家はおしなべて恋愛欲旺盛だったように私には思えます。

田中角栄《たなかかくえい》の「婚外恋愛」は有名ですが、情愛深いことでまわりの人間には慕《した》われていましたし、政治的スタンスは、いまの政権と比べても極めて非好戦的でした。

また、もっと古い人では「女好き」を自他ともに認めていた伊藤博文《いとうひろぶみ》もいます。愛妻家として妻の梅子《うめこ》さんとの仲睦《むつ》まじさは有名ですが、「婚外恋愛」にも精力的でした。シビリアンコントロールを重んじて軍部の暴走を許さず、非好戦的な人物だったといわれています。

いずれにせよ、男性ホルモンは平和的かつ円滑な人間関係に必要であることは間違いありません。

人付き合いと男性ホルモンの関係

また、男性ホルモンが多い人というのは、異性に対する興味が強いのと同時に、同性に対する興味、つまり友人付き合いも多いことがわかっています。

そして、この性質が、「老い」にいいのです。

男性の場合、年をとるにつれて、近所付き合いが減ったり、友達と会う気力がなくなったりすることが傾向として多いのですが、これは、男性の場合、加齢によって男性ホルモンが減少することと密接に関係しているのです。

反対に、女性の場合は、閉経後には女性ホルモンが減り、男性ホルモンが増えてきます。その結果、加齢とともにだんだんと人付き合いに積極的になり、家の外で楽しもうとする時間が多くなる傾向があるのです。

たとえば、老人会の集まりなどでもそうですが、男性が集団で旅行に行く光景はあまり見かけません。

平日の観光地、飲食店、コンサート会場、劇場なども思い出してみてください。中高年以上の女性の数が圧倒的です。医学的な根拠があると私は考えています。

では、この男性ホルモンを減らさないためには、どうしたらいいでしょうか?

まずは食事で、肉などのタンパク質や良質なコレステロールなどを摂取することです。そしてもう一つは恋愛をすることです。

アイドルの追っかけなどの疑似恋愛でもかまいません。前述のポルノも男性ホルモンを手っ取り早く増やすいい方法でしょう。恋愛感情や性的興味をいくつになっても抱き続けていることが、男性ホルモンの分泌を促《うなが》すのです。

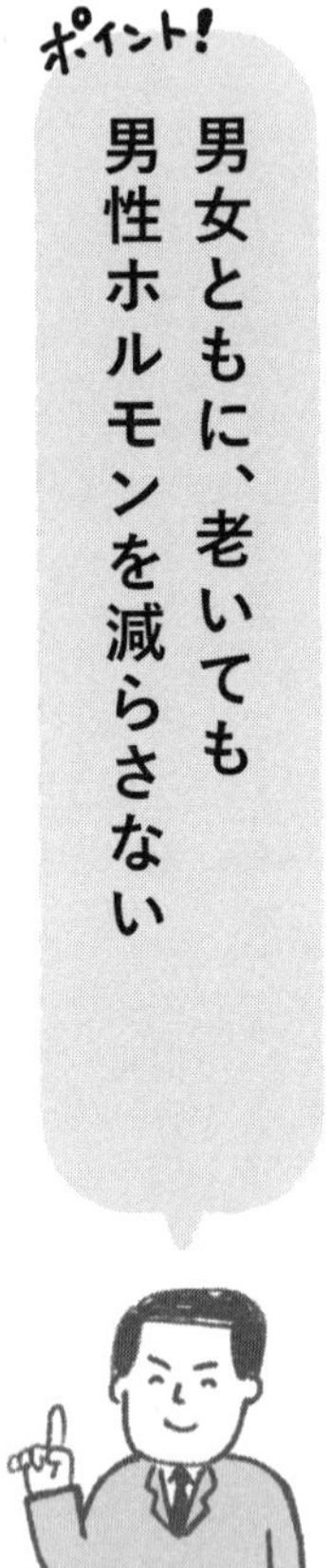
ポイント!
男女ともに、老いても
男性ホルモンを減らさない

これまでの「がんばり」に敬意を

「子ども扱い」は禁物

「なんかうちの親、子どもに戻ったみたい」
「認知症って幼児化するんですね」

認知症の親を見て、こんな感想を漏《も》らす人がいます。

物事の理解力が低下したり、いわれたことを忘れたり、わがままをいったり、たしかに幼児的な特徴に似た面もあります。

ただし、この現象は決して「子ども還《がえ》り」をしているわけではありません。

理解力の欠落や聞き分けのなさといった類似点で、「幼児に戻った」と感じることは無理からぬことかもしれませんが、医学的に考えても、実際はまったく違います。
幼児の場合、脳が成長過程にあるために理解力や言動の未熟さが生じているのに対し、認知症の場合の親の脳は成長を終えた後に劣化がはじまっているのです。

そして、認知症の親に対して子どもがとる対応としても、「子ども扱い」は厳禁です。
子どもに対しての「子ども扱い」には、愛しい思いが込められていますが、親に対する「子ども扱い」は侮蔑《ぶべつ》とまではいいませんが、どうしても敬意が欠けた行為となってしまいます。

同じ平易な言葉遣い、噛《か》んで含めるような物言いであったとしても、敬意を欠いた態度は認知症の状態にある親も敏感に感じとります。**まして、感情的になって子どもを叱責するような態度で向き合うことはあってはなりません。**

記憶が欠落したり、これまでできたことができなくなったりしても、残存している脳の機能が高いため、自己愛が傷つけられることがあるのです。

「機嫌よく生きてもらう」ことから遠ざかる行為になるでしょう。

また、たとえ認知症になったとしても、きちんと保たれている記憶もあります。たとえば、認知症であっても、子どもが読めない難解な漢字をさらりと読んでみたり、現役時代に培った専門的知識が保たれていたり、得意の英語で英字新聞が読めたりすることは珍しくありません。

私の知人が、最近93歳で亡くなった母親についてこんなことをいっていました。

「母は認知症でグループホームに入っていたのですが、『ボケた、ボケた』をたびたび口にしていました。多くの記憶が失われていましたし、本人もそんな自分を不甲斐なく思っていたようですが、それでも何とか知的能力を維持しようとがんばっていました」

その知人によれば、彼女の母親は長く看護師として働いていたのですが、長女である彼女の名前さえ忘れてしまった死の直前でも、日記にこう記していたそうです。

「排尿あり、脈拍75、胃散服用」

認知症の親は、幼児とは違うのです。

どんなに衰えても、人生の先輩として敬う姿勢が大切です。

「明日は我が身」でもあります

「老いた親に機嫌よく生きてもらうために、子どもはどうすればいいか」

本章のタイトルにもなっていますが、子どもとして、それを実現するためには、親に対する敬意を忘れてはなりません。

かつて認知症は「痴呆症《ちほうしょう》」と呼ばれていました。この言葉が持つ侮蔑のニュアンスが問題視され、呼び名は変わりました。しかし、いまでも「ボケ老人」という言葉を侮蔑するように使う人は少なくありません。

ボケることは、そんなに恥ずかしいことなのでしょうか。
そんなことは決してありません。

1998年、赤瀬川源平《あかせがわげんぺい》さんの著書『老人力』がベストセラーになりました。それまで、ほとんどの場合、否定的なニュアンスを込めて使われていた「老い」に対して、赤瀬川さんはその著書の中でポジティブな見方を提示しました。そして「老人力」とは、いやなことを忘れる、つまらないことを忘れる力だと述べたのです。

また、2018年には、吉永小百合《よしながさゆり》さん主演の『北の桜守《さくらもり》』という映画が公開され話題となりました。吉永さん演じる主人公の「てつ」は、認知症になるのですが、そのことによって長年とらわれていたトラウマから解放されます。

じつは、私は医療監修という立場で関わらせていただいたのですが、このときの吉永さん演じる「てつ」の表情は、本当に幸せそうでした。実際の認知症においてもこういったことはあるものです。

『老人力』、そして『北の桜守』が教えてくれていますが、「老いること」、その先に

ある「認知症になること」に対して、社会はもっと肯定的に受けとめるスタンスを持ってほしいと思います。

高齢者というのは「これまでがんばってきた人」です。「親に対してとても敬意なんか持てない」という不幸な親子関係もあるかもしれませんが、子どもにとっては「明日は我が身」でもあります。

認知症の親に向き合うストレスや苦悩は並大抵のことではありません。しかし、子どもとしては、視野をなんとか広げて、「いままでがんばってきてくれたんだね」という敬意や、「うちの親には、老人力が備わったんだな」という姿勢で接していただければと思います。

ポイント!

親の老人力を肯定的にとらえる

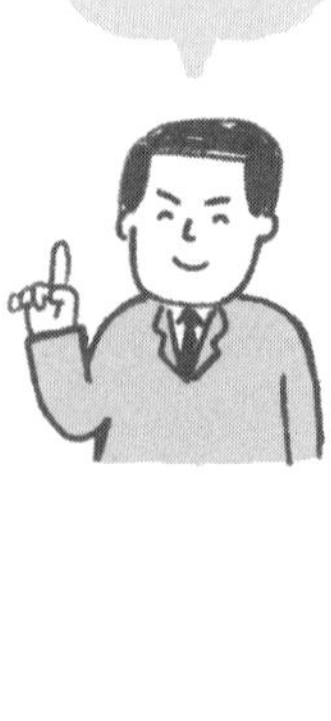

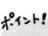

第4章

親子関係のフィナーレで後悔しないために

親を家に閉じ込めてはいけない

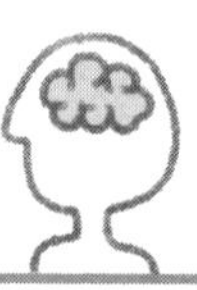

認知症の高齢者をまわりはどう見ているか

１９９０年代、前述の浴風会病院に勤めながら非常勤で茨城県の鹿嶋市の病院でも働いた際、私は不思議な経験をしました。

杉並区の浴風会病院の認知症の患者さんは、症状の進行がかなり早かったのですが、鹿嶋市の病院では、認知症の患者さんの病状の進行がとても緩《ゆる》やかだったのです。

その理由を考えていましたが、次第に地域風土の差、そして親に認知症の兆候が見られたときの子どもの対応に違いがあるとわかりました。

相対的に、杉並区では親が認知症になると、子どもは恥ずかしいと感じるのか親を家に閉じ込めてしまっているケースが多く、一方の鹿嶋市では、認知症の高齢者でもみんな自由に外に出していたのです。

別の見方をすれば、大都市エリアでは認知症の高齢者に対する考え方が偏狭《へんきょう》で、地方都市エリア、とくに人口の少ない地域では寛容であるといえるかもしれません。それには、住んでいるエリアの人間関係の濃密度が大きく影響しているのでしょう。

大都市圏では、同じマンションに住んでいても、軽く挨拶をする程度。最近は、1階の共用部分に設置されている郵便受けにも、部屋番号が書かれているだけで住人の名前は書かれていないのが当たり前になりました。個人情報への配慮なのでしょう。

一戸建てはともかくとして、マンション住まいでは隣の部屋の住人の顔は知っていても、名前は知らないというケースは少なくありません。

一方、地方の小さな町はまったく逆です。誰がどこに住んでいるか、どんな仕事をしているかはもちろん、家族構成から名前、仕事、通っている学校までお互いに知っていたりします。

もし、家に帰れなくなったとしても、見つけた近所の人が家に連れ帰ってくれる土壌《どじょう》があります。また、多少、認知症の症状が現われていたとしても、それまで農業や漁業をやっていた人はそれを続けていますし、ちゃんとお金も稼いでいるわけです。

こうして外に自由に出て、働いていれば、当然まわりの人とのコミュニケーションの機会もあるわけで、さまざまな新しい刺激を受けることができます。それが、認知症の進行を遅らせることにもつながります。

認知症の高齢者を理解しているか

つまり、認知症の高齢者のライフスタイルは、その子どもの意識、住んでいる地域の環境によって大きく左右されるということです。

最近『あの青い空に向かって』（海竜社）という本を手に取る機会がありました。

著者の佐伯康人《さえきやすと》さんは、愛媛県で自然栽培農業をはじめ、この活動を全国規模に広げている方ですが、障がいを持つ三つ子の父親でもあります。佐伯さんは、できるだけ三つ子の障がい児を外に連れ出すようにしているとしたうえで、その理由を著書の中でこう述べています。

「『こういう子もいるんだ』ということをできるだけ多くの人に知ってもらいたいと考えているからです。〈中略〉ぼくはこう考えます。『現実を正しく見てもらうことで、障がい者に対する理解者が増え、困っていれば当然のこととして手助けしてくれる人が増える。そういう人を増やしているんだ』」

認知症の高齢者と障がい者を同列に論じるつもりはありませんが、認知症の高齢者を家に閉じ込めておく子どもの振る舞いの根底には、まわりの無理解な視線を避けたいという気持ちが少なからずあるように感じます。ただし、何が何でも親を家に閉じ込めておこうとする子どもの行ないは、親の認知症を進めることにもつながりますので、問題があることは間違いありません。

また、介護保険がはじまって少し緩和されたものの、「認知症の高齢者を外に出すのはおかしい」というように、まわりの人がいまだに誤った考え方をしていることも問題があるといわざるを得ません。

ほかの項でも述べましたが、超高齢社会に突入した日本の現状を「認知症の人とやがて認知症になる人の2種類の人しかいない」と表現した人がいます。

だとすれば、「やがて認知症になる人たち」、すなわち、認知症の高齢者の子ども世代、孫世代には、認知症への正しい理解はもちろん、認知症の高齢者と共生するための知恵が求められます。

認知症の高齢者であっても、可能なかぎり機嫌よく生きていける社会にしなければなりません。

ポイント!

共生するための知恵を持つ

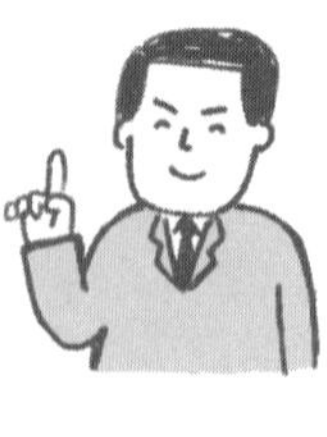

親が一人暮らしを望んだら

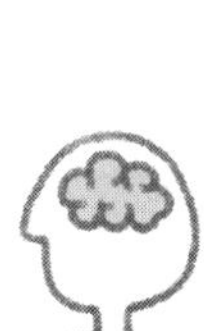

一人暮らしが認知症にいい？

認知症の親が一人暮らしをすることは、一般的に多くの困難、危険があると思われがちです。

症状がはっきりしてきたときに、家族が同居することを考えたり、頻繁に家族が家に通って身の回りのことをやってあげたりするというケースはよくあることですが、じつは、一人暮らしのほうが認知症の進行は遅いことがわかっています。

認知症が進んでかなりボケてしまっていても、毎朝必ず決まった時間に起きてきちんと布団を畳《たた》んだり、忘れずに猫に餌《えさ》をあげたり、というように重大なミスもおかさずに、身の回りのことをできるケースは多いのです。

地方の小さな町ではよく見られる光景ですが、明らかに認知症の症状が出ていても、元気に一人暮らしをしている高齢者が数多くいます。

なんでも家族がやってくれる同居の場合と比べて、「できるかぎり頭や体を使う」機会が一人暮らしには多いのです。何度もいいますが、高齢者にとっては「頭と体を使うこと」が認知症の進行を遅らせるために大切です。

「もう限界！」の物差しは、親子間で大きな差

それでも、親の行動から一人暮らしは限界だと判断した場合、親子の間で意見が対立することもあると思います。

ほとんどの場合、親本人は「まだできる」と思っています。一方、子どもは親の一人暮らしはこのあたりが「限界だ」と考えてしまいます。

もちろん、子どもとして万が一のことを考え、すぐに対策を講じなければと、施設

への入居や病院への入院を急ぐ気持ちもわかります。けれども、有無をいわせぬ子どもの行動は考えものです。

もしかすると、親の側には「捨てられた」「親不孝だ」といった感情的なしこりが残ってしまうかもしれません。

認知症であろうが、なかろうが、余生を送る高齢者にとって大切なことは、「苦痛を感じずに機嫌よく生きていく」ということです。ですから、それを実現することを最優先課題にしましょう。

考えてみれば、日本は他国に比べて、人が生きていくうえでの危険が極めて少ない国です。非常に衛生的でもあります。高齢者がトラブルに巻き込まれたとしても、それをフォローしてくれる人々に恵まれていますし、モラルも定着しています。何かあったときの医療体制も整っています。

もちろん、家族が日頃から気にかけていることが前提ですが、たとえば、数日賞味期限の過ぎた物を食べたり、何か病気をして自分でご飯を買いに行けなくなったりしたとしても、死どころか病に直結することはほぼありません。**むしろ、そういうことがきっかけで「施設に入る」「病院に行く」「入院をする」という必要性に親自身が気づき、納得する形で施設に入ったり、入院することを決断できたりするのです。**

ですから、子どもとしては気が休まることがないかもしれませんが、親が施設への入居や入院を渋った場合、まずはもう少し一人暮らしを続けさせて様子を見る、ということも選択肢の一つです。

「かわいい子には旅をさせろ」ならぬ「大事な親には一人暮らしをさせろ」ということで、「苦痛を感じさせず、機嫌よく生きてもらう」の実現を目指してみてはいかがでしょうか。

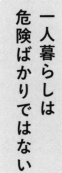

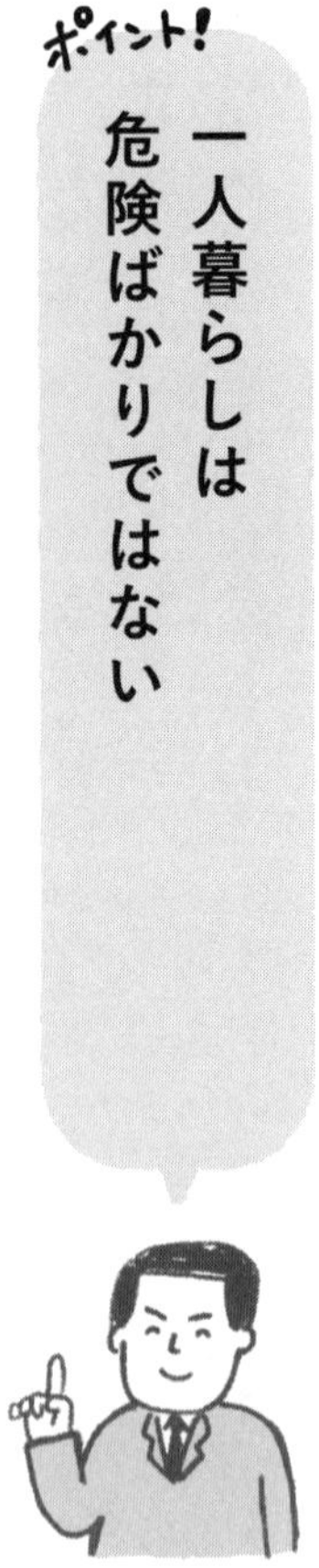

生き方の「質」を下げない

医者の言いなりになるな

老いた親を持つ子どもとしては、何といっても親の病気が心配の種です。

最近は、各自治体で後期高齢者健診が実施されています。そこで、血圧や血糖値が高いだとか、コレステロール値が基準値を超えているというような診断がなされます。そうなると医者は喜んで薬を山ほど出してきます。

　これがじつは大きな勘違いなのですが、血圧や血糖値を下げる目的は「10年後、20年後に脳卒中や心筋梗塞を起こすリスクを下げること」なのです。果たして、75歳以上の後期高齢者の方が10年後、20年後に向けた予防策を取ることにどれほどの効果があるでしょうか？

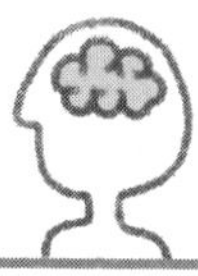

予防のための処方箋は、年をとればとるほど意味がなくなるといっていいでしょう。

「血圧の薬を飲むとフラフラするけどお医者さんにいわれているから」

そんな動機だけで飲み続けるような人もいます。しかし、そんな薬なら、本当は服用をやめるべきなのです。

「自覚症状をラクにする」――基本的に高齢者の治療は、このことを第一に優先すべきなのです。なぜ、必要とは思えないこと、快適ではないことを受け入れなくてはならないのでしょうか？

「どこか痛いわけではない」「生活に不自由するわけではない」「自覚症状もない」のに、健診で医者にいわれたから病院に行く、薬を出されたから毎日飲む、そんなことはまったく無意味です。

もちろん、明らかに血圧の高さが原因で、毎日頭痛に悩まされているというようなケースなら話は別です。薬を飲んで頭痛がおさまり、快適になるのなら飲んでもいいでしょう。

「正常値」という名の非常識

しかし「転ばぬ先の杖」的な発想で高齢者が薬漬けになるとしたら、そのほうがよほど不健康なことです。検査データが正常とされる範囲を大幅に超えていないかぎり、親が心も体も快適でいられる方法を選んだほうがいいのです。

そもそも、正常値とされるさまざまな数値も、高齢者を基準に設定されているわけではありません。付け加えれば高齢者への集団検診は、日本以外の国では実施されていません。

人間の体を機械と比較して考えてもいいでしょう。機械は、半世紀以上も使用し続ければ、当然故障します。それに、工場の機械は、どんなに稼働率が高いものでも、一瞬もとまることなく80年近く動かされることはありません。お盆、正月、閑散期には作動を停止します。

ところが、高齢者の体は一瞬たりとも停止することなく動き続けてきたのです。60

年以上動き続ければ、故障、不調が生じても不思議ではありません。
子どもは、高齢の親がその故障、不調とどう付き合っていきたいかを尊重して、何よりもＱＯＬ（生活の質）を下げずに、不機嫌にならずに生きていけるかを第一に考えるべきなのです。

第1章でも述べましたが、ジェット機はエンジンの一つが故障しても、もう一つのエンジンで飛行を続けることができるのですから。

ポイント!

不調、故障があって当たり前

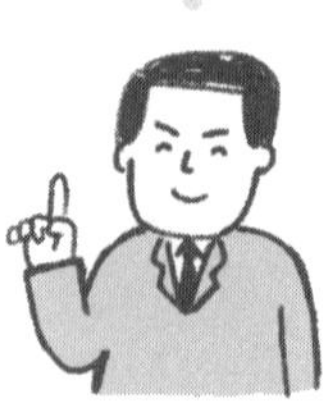

高齢者は「ほどほど運動」でいい

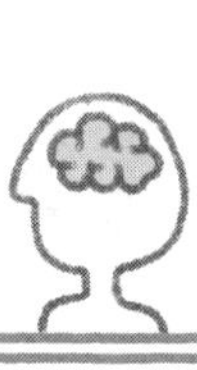

活性酸素の増加を防ぐ

老化防止のため、ダイエットのため、さまざまな理由で積極的に運動をする高齢者は少なくありません。もちろん、運動は高齢者にかぎらず、人間にとってとても大切なことですが、やり方によっては逆効果になることを忘れてはいけません。

たしかに余分な脂肪を燃焼するのに運動、とくにジョギングなどの有酸素運動は効果的です。しかし、この有酸素運動というのが少々曲者《くせもの》なのです。

というのも、年をとってから有酸素運動をやり過ぎると、心筋梗塞の発症率が上がってしまうからです。これはデータでも証明されているのですが、有酸素運動をやり過ぎることで、体の中で活性酸素が作られてしまい、この活性酸素が細胞の老化を早め、さまざまな病気の発症につながるのです。

一定量の活性酸素は本来、人体にとって不可欠なものです。殺菌作用、抗菌作用、あるいは酵素《こうそ》の働きを促進するなど大切な役割を果たします。しかし、その量が多くなると、細胞に悪影響を及ぼします。

その結果、がんをはじめとするさまざまな病気を誘発することになります。ひと言でいえば、体を「酸化＝サビつかせる」ことにつながるのです。体内の細胞や遺伝子を酸化させて壊してしまうのです。

高齢者の場合、この「酸化」への耐性が若い頃より弱くなっているので、過激な有酸素運動は逆に健康によくないのです。

ちなみに、活性酸素の量は過度の運動以外にも、ストレス、飲酒、喫煙、過度の紫外線などによって増加しますから、こちらも要注意です（もちろん、適度な飲酒や喫煙は本人が楽しんでいるなら問題ないことは前述のとおりですが）。

体操やストレッチも適度に

ですから大切なのは、「適度な有酸素運動」を習慣的に取り入れることです。中でも一番おすすめなのは、散歩や屋外でのウォーキングです。ジムなどのウォーキングマシーンもいいですが、屋外で太陽を浴びながら散歩をしたほうがいいでしょう。日光を浴びることはうつ病の原因となるセロトニン不足の防止にも役立つからです。またゴルフも同じような適度な有酸素運動の効果があるのでおすすめです。

さらに高齢者の場合、有酸素運動の後は、抗酸化物質であるビタミンCやポリフェノールのサプリメントなどを摂取すると、体内の酸化を抑制することができます。適度な有酸素運動の代表でもある散歩以外にも、体操や軽いストレッチも老化防止につながるのでおすすめです。

とくに手足を動かす運動や体操は、前頭葉などの脳に刺激を与えて活性化させるのでおすすめです。

体操であれストレッチであれ、とても大切なポイントは、「がんばらせないこと」と「毎日続けられる負荷でやらせること」です。

高齢者でも、体が元気なときは、ついつい無理をしてしまいがちです。「つらいけど健康のためだ。ちょっとは我慢して続けないと」という気持ちでやることは本末転倒です。

たとえば、まわりからすすめられて親がはじめたラジオ体操でも、「ちょっと体力的につら過ぎるようだ」と子どもが感じたら、無理して続けさせる必要はありません。

拙著『「がまん」するから老化する』（ＰＨＰ研究所）の中でも述べていますが、高齢者が運動などで「がまんする」ことは老化につながることが多いのです。まわりの人たちは、そのことも忘れないでください。

とにかく「適度に、習慣化する」をキーワードに、無理のない範囲での運動を心がけるべきです。

「ほどほど運動」でいいのです。

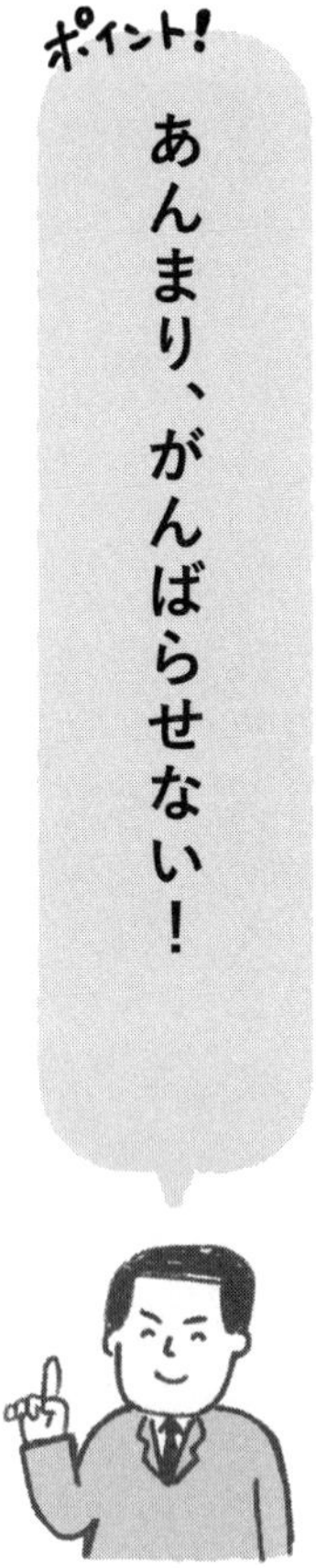

便利グッズでストレスをなくす

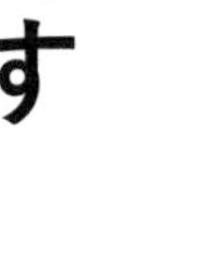

排泄のトラブルが起こったら

認知症の場合によくいわれることですが、たとえ認知症ではない場合であっても、高齢になると、排泄《はいせつ》のトラブルが気になります。

本人はもちろんですが、同居している子ども、家族にとっても大いに気になることです。

しかし、年をとれば膀胱《ぼうこう》や肛門の括約筋《かつやくきん》の機能も衰えてきます。また尿意、便意を感じても体力、運動能力の低下でトイレが間に合わないこともあります。

老いが原因でスムーズな排泄に難が生じはじめた場合、本人にその自覚があったとしても、親としては子どもになかなか相談しにくいものでしょう。
同居している親子の場合、この問題があるかないかによって、家族の負担は大きく変わってきます。そんなとき、親にオムツをしてもらえれば、失禁の心配をしなくてすみます。親も子どももストレスはずっと軽くなります。

しかし、「オムツをする」ということは、自分で排泄の管理ができないということを認めることになります。それは本人にとってはつらいことです。親にもプライドがありますから、少しでも自分で動けるうちはオムツを嫌がるわけです。

オムツを嫌がる親に対して、どう受け入れさせるかは同居する子どもにとっては大きなテーマといっていいでしょう。

「リハパン」が認知症を遅らせる

オムツの使用を嫌がる親に納得してもらうために覚えておいてほしいのが、「オムツ」ではなく、「リハビリパンツ」です。
略して「リハパン」と呼ばれることもあります。

このリハビリパンツは、その名のとおり、病気やケガなどで通常の排泄が難しくなった人のために開発された商品です。いわゆる紙オムツとは構造、機能性において違いがあります。

赤ちゃんがオムツを卒業して普通の布のパンツに移行する時期に着用する「トレーニングパンツ」の大人用といってもいいでしょう。

最近では、使用者の着脱の手軽さや着用時の快適さなどを各メーカーも考えてサイズのバリエーションも富んでいるほか、構造にも細かな配慮を加えた商品が売り出されています。これまでのオムツのイメージとはまったく別のものといっていいでしょう。

繰り返しになりますが、高齢の親との付き合い方の基本は、「なるべくできること

を減らさない」ことです。何度もいうように、年をとると使わなくなった肉体の部位の機能は著《いちじる》しく低下します。この現象を廃用性萎縮といいます。

若い頃は、足を骨折して1ヵ月ベッドの上で寝ていても、1ヵ月後に歩けなくなることはありません。

しかし、老人の場合、寝たきりで1ヵ月天井を見ていたら、あっというまに体力も脳も衰えてしまいます。

使わなければ、どんどんできないことが増えていってしまうのです。

ですから、親に対して話をするときは、自分で処理ができないということを認めさせてしまう「オムツ」ではなく、あくまで補助的な役割で、自分の機能がうまく使えるようにサポートする「リハビリパンツ」という考え方で説明すべきなのです。

認知症は頭を使うことによって進行が遅くなります。

「リハビリパンツ」をポジティブにとらえて、恥ずかしがることなく使用するべきです。活動的な日々を送り続ければ、認知症の進行を遅らせる効果も期待できるのです。

場合によっては、リハパンを卒業して元のパンツに戻すことも不可能ではありません。

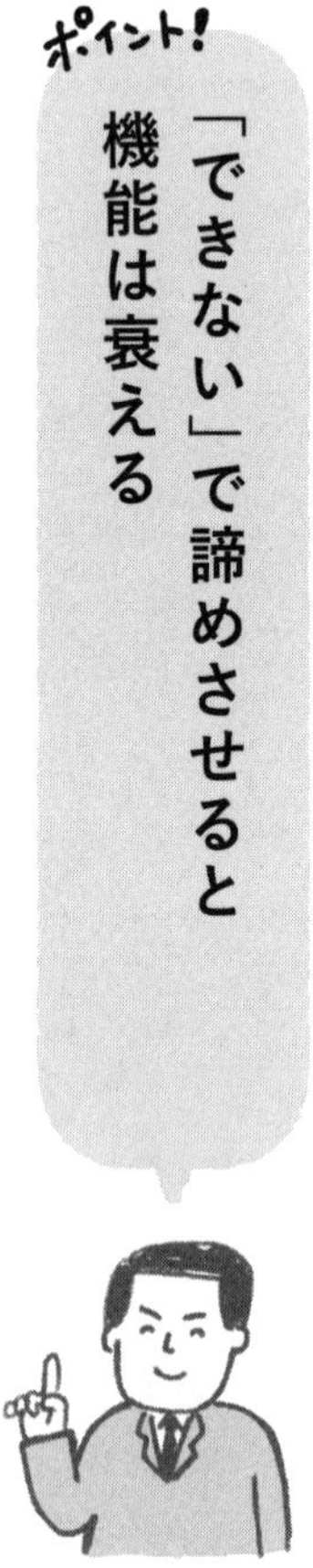
ポイント!
「できない」で諦めさせると
機能は衰える

ラクになるなら薬は全然悪くない

なぜ薬を飲むのか？

「薬は悪だ、薬は飲まないほうがいい」

そう主張する人がいます。医療現場では、たしかに必要もないのに、過度に薬を出す医者がいることは事実でしょう。

その一方で、異常なほど薬を毛嫌いする患者さんもいます。そんな人は、薬に対して何らかの考え違いをしているのではないかと思ってしまいます。

先日もこんな女性の患者さんがいらっしゃいました。その方は長い間パニック障害を患《わずら》われていて、ちょっとでも夜眠れないと薬を飲むか飲まないかでとても悩んでしまうということでした。

とても生真面目《きまじめ》な性格のせいか、「ちょっと眠れないだけで薬を飲むなんて」と罪悪感にさいなまれるというのです。また、薬を飲んだ後、飲んでしまった自分を責めることもあるとおっしゃっていました。

この女性のような方はいま本当に増えています。「薬は悪だ」という観念にとらわれ過ぎてしまっているのです。

こういった方には、もう一度考え直してみてほしいのですが、そもそも、なぜ人は薬を飲むのでしょうか？

薬というのは「ラクになるために飲む」のです。ところが、多くの人が「薬は体にいいか悪いか」だけに焦点を当てて判断しようとします。その前提が間違っているのです。

服用することでラクになるにもかかわらず、服用の是非に悩んで苦しんでいたら、パニック障害にかぎらず、病状の改善の可能性を狭めることになりかねません。

「薬を飲まずに我慢しろ」はおかしい

日本でもなぜか「薬はつらい症状を和らげるために飲む」という、この当たり前のことが忘れられているように思います。

そして、「あんまり薬を飲むよりも、痛くても少しは我慢して自然治癒《ちゆ》に任せたほうがいい」という考え方がまかり通ったりしています。

さらに、あんまり薬を飲み続けていると、徐々に薬の効果が薄れ、「もっと強い薬を」「もっと効く薬を」と薬漬けの道に進んでしまうと思い込んでいる人も多くいます（通常は、医者に処方された薬を正しく飲んでいればそのような状態にはなりません）。

たとえば、親のかかりつけの医者がいるとしましょう。親は腰痛でとても苦しんでいるのですが、その医者は体に良くないからと痛み止めをあまり処方してくれないとします。

私にいわせれば、それはとんでもないことです。患者がひどくつらい思いをして毎日を過ごしているのなら、痛み止めを処方してあげるべきです。そもそも、痛み止めは痛いときだけ飲むのですから、一時的な服用にすぎません。

痛み止めを処方することに消極的な医者にかぎって、高齢者に対して何の症状も出ていないのに、血圧を下げる薬やコレステロール値を下げる薬については「忘れずに毎日飲んでください」と指導したりします。普通に考えれば、一時的に飲む薬より、飲み続ける薬のほうが副作用のリスクは大きいはずです。

ただし、先ほど述べましたが、高齢者の場合は痛み止めにもその人の体に合う、合わないがありますから、しばらく飲んでも効果を実感できないなら、服用をやめてもいいでしょう。

「薬＝悪い」という偏見を捨てて、つらい状態を我慢するのではなく、「痛いとき、つらいときは薬に頼る」という考えを忘れないようにしてください。

雑誌やネットで、「薬＝悪」といった論調で記事が書かれたりすることも多くありますが、服用することによって、効果を実感でき、心身の苦痛が取り除かれ、機嫌よく生きることができるなら、薬の服用を罪悪視する必要はまったくありません。

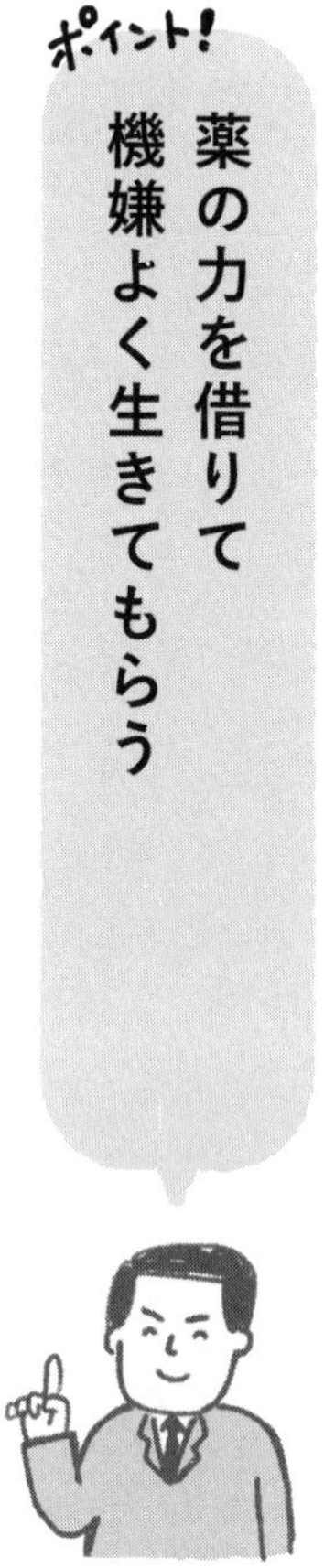
ポイント!
薬の力を借りて
機嫌よく生きてもらう

病院とどう向き合うか

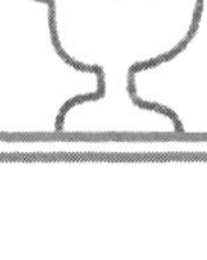

精神科に対する偏見を捨てよう

日本ではまだまだ「精神科」に対する偏見が根強く残っています。

「私は月に1回、循環器科で診察を受けている」

「僕は定期的に精神科を受診している」

これを同じ人物の口から聞かされたとしましょう。まったく同じリアクションで聞ける人はそう多くはないはずです。「精神科を受診している」という言葉に特異な感情を持つ人がほとんどでしょう。ものごとを正しく理解しようとしない、偏狭な考え方の持ち主なら、その瞬間、顔をしかめてしまうかもしれません。

私は自身の著書の中で、精神科に行くことの大切さをたびたび訴え続けています。高齢の親にかぎらずどんな人でも、心の病の可能性が疑われる場合、もちろん精神科医に診てもらうのがいいですが、最近では年配の方を中心に訪問診療医などをされている内科の医者が、精神科の分野を勉強されていることも多いので、そういう先生に相談するのも一つの手です。

ただし、医者選びには注意が必要です。

精神科医を標榜《ひょうぼう》していても、臨床の経験がほとんどない医者もいます。たとえば、大学教授をしていて、定年を迎えて開業したような医者の中には、ほとんど患者さんを診察したことがない人間さえいます。あるいは、診察はしていても、ずっと研究の片手間というスタンスの医者は少なくありません。

こうした医者の中には、患者さんの顔をほとんど見ずに、簡単な問診しかしない医者もいます。それもパソコンに向かいながらですから、患者さんの症状の正しい把握

は望めませんし、的確な治療法の提供もできません。

処方箋を書いて「では、2週間後に来てください」とものの5分もしない診察で終わらせてしまう医者もいます。これでは、患者さんをラクにしてあげることなど到底無理です。

医者、病院をどう見分けるか？

精神科にかぎらず、一般論として、どんな病院が高齢者にとっていい病院なのでしょうか。

まず、権威や肩書だけが立派な先生よりも、臨床ファースト、患者ファーストの先生を選ぶべきです。

そしてちょっとおかしな話に聞こえるかもしれませんが、私は「患者さんが元気な病院に行きなさい」といつもアドバイスをしています。「患者が元気」とは、つまり待合室に活気があるということです。

「近所の病院は元気なジジイとババアばかり。ひどい人は旅行の計画なんか立てている。病院来る必要ないんじゃないの？」

こんなことを面白おかしく話しながら批判する人がいますが、私は間違っていると思います。

待合室の患者が元気だということは、総合的に考えて、医者がきちんと問診し、的確な診断をしているということです。

また患者のつらい症状を緩和してあげている証拠でもあり、その病院の医者のパーソナリティがいいということです。

つまり「無駄な薬を出さない」「苦痛を緩和してくれる」「人格ができている」という三大要素がそろった病院ということです。その結果、病院の待合室に活気が生まれているのです。

逆にこの三つがそろっていない病院の待合室は、雰囲気が暗く、患者さんも沈んだ表情をしています。もちろん、精神科の病院の待合室に一般病院と同じレベルの活気を望むのは難しいかもしれません。それでも、医者や看護師の言動に活気を感じられる病院がおすすめです。

高齢者は、待合室で同じ高齢者が元気そうにしている病院を受診すべきです。高齢者の親を持つ子どもは覚えておいてください。

ポイント!

待合室に活気のある病院がいい

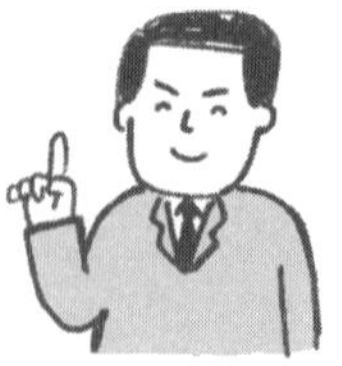

根拠のない認知症対策もある

「脳トレだけはレベルアップ」でいいのか

子どもにとって、加齢、あるいは認知症発症とともに、親の記憶力や思考力が衰えていくのを見ることは悲しいことです。本書では、そうした好ましくない親の変化を少しでも遅らせるために、子どもはどうすればいいかを述べてきましたが、親の脳の老化防止に良かれと思ったことでも、単なる子どもの自己満足に終わってしまうこともあります。

たとえば、すでに述べたように、認知症を発症した親に脳トレと呼ばれるエクササイズをやらせるような行為は、あまり感心しません。

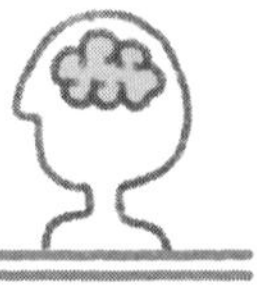

計算、数独、パズルなどが挙げられますが、そうしたエクササイズによる脳の機能回復は認められないことがわかってきました。

たしかに脳トレをやらせれば、計算であれ、数独であれ、そのこと自体のスキルは上がります。

しかし、脳全体や練習していないことの機能の回復に結びつくかといえば、それには否定的な論文が次々と出されています。つまり、脳トレのスキルアップは日常生活のレベルアップへの波及効果はないということなのです。

これに関しては、高齢者の臨床の経験が豊富な医者のほとんどが同様の指摘をしていますし、それを裏付ける実験結果、検査結果も出ています。

「ウソの治療法」に騙されるな

にもかかわらず、ただ単にかつて大学病院の精神科の教授であったという肩書で、脳トレ有効説を唱えて、ビジネスに結びつけている人間もいます。この手の医者の多くは、臨床経験も乏しいのです。

そういう医者は実際の重い認知症患者を診たこともろくにないのに、軽度の物忘れ程度で、本当に認知症かどうかも疑わしい高齢者に脳トレをやらせて「治った」と騒いでいるにすぎません。

若い頃から、計算や数独が趣味だった高齢者なら、そうした脳トレも、機嫌をよくするという効果はあるかもしれませんが、脳トレを特効薬のように考えるのは大きな過《あやま》ちです。


それよりも、買い物、庭の手入れ、料理、洗濯、孫の世話といった日常生活の中での作業をやってもらったほうが、認知症の予防や症状の進行を遅らせる効果があります。脳トレのスキルは上がったけれど、買い物も行けなくなった、料理もできなくなったと、日常生活の質を低下させてしまった……となれば、まさに本末転倒です。

たしかに、認知症を発症すると記憶力は低下しますが、理解力、コミュニケーション力が低下するのは症状が悪化する末期においてです。子どもの自己満足のための親の脳のエクササイズよりは、日常生活の質の維持を心がけるべきです。

精神科というジャンルは、内科、外科、脳外科などの診療科と異なり（こういう科も臨床軽視のところが多いので怪《あや》しいですが）、相対的に大学病院の医者よりも、地域医療に力を入れて長年多くの高齢者、認知症患者を診てきた医者のほうが質の高い診療を行なうケースが多くみられます。

病院、医者を探す際のポイントとして覚えておいてください。

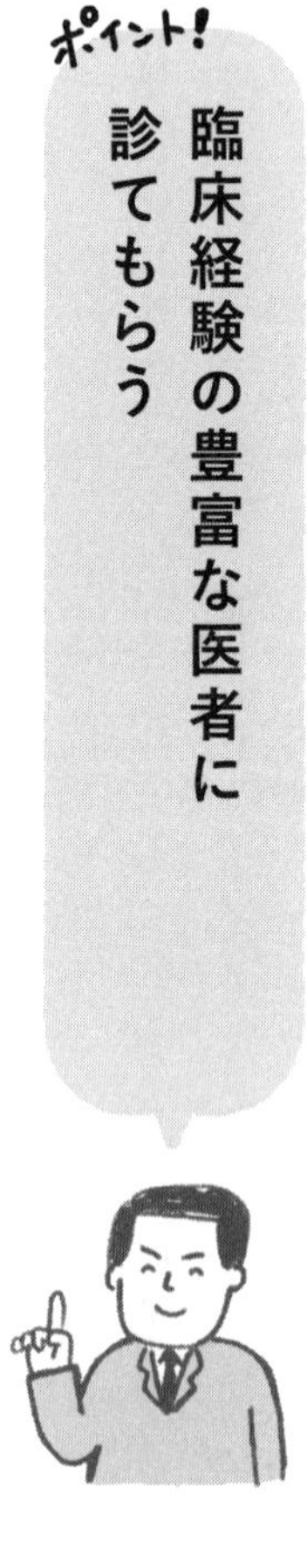
ポイント！
臨床経験の豊富な医者に診てもらう

介護は専門的な仕事と割り切ってもいい

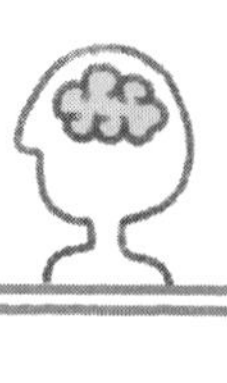

「同居で介護」が正しいわけではない

親の認知症が進んで症状が重くなってくると、徘徊《はいかい》をはじめとした深刻な状態が現われることもあります。

親子が同居している場合であれば、その子どもの負担がとても増えてきます。こうなったときには、入居条件の問題はあるにせよ、グループホーム、特別養護老人ホームなどに入居してもらうことも考えなければなりません。

そうした場合、子どもとしては、金銭的な課題のほかに精神的課題も生じるでしょう。

「親を見捨てることになるのではないか」
「自分が耐えれば、まだ一緒に暮らせるのではないか」
「子どもがいるのに施設に入れるなんてかわいそう」
「育ててもらったのだから、今度は自分が親に報《むく》いるべき」

認知症の親を持つ多くの子どもは、さまざまに葛藤《かっとう》の時間を経験します。
しかし、私自身の考えとしては、経済的に可能であるならば、親の症状の進み具合によっては、専門の施設に入ってもらうことを前向きに考えるべきだと考えています。

近年ニュースなどでは、老人ホームなどの虐待が大々的に報道されることがありますが、件数としては、自宅で介護をした場合に家族が虐待をしてしまうケースのほうが圧倒的に多くなっています。むしろ各種施設での虐待件数が少ないからこそ、あれだけ大きく報じられたのです。

子どもは親にとって一番近い存在ではありますが、自身が介護のプロではないことを改めて自覚しておかなければなりません。

認知症は完治することはありません。しかも医療や介護の進歩で、罹患《りかん》しても正常な高齢者と同じくらい長生きすることは珍しくなくなりました。人生100年時代といわれる現代においては、親の介護は何年続くかわからないのです。

親が長生きしてくれることは、子どもにとって喜ぶべきことではありますが、親の介護のために子どもの人生の可能性が狭められるのは悲しいことです。

同居を選んだがために、お互いのストレスが増幅し、親子ともども不幸な時間を過ごすのは、本末転倒でしょう。

親の最大の悲しみは「自分が子どもの負担」

親の介護と赤ちゃん、幼児の世話はまったく違います。

赤ちゃんが生まれたときは「夜泣きをする」「ミルクを飲まない」「熱を出す」など、親としてさまざまな心配事、困難に直面します。

しかし、一定期間を経ればそうした課題からは解放されます。

親の介護は違います。

「この状態がいつまで続くかわからない」のです。

そうなると介護する子どもの心身の負担は桁《けた》外れです。

さらに、親の立場で考えてみましょう。

「同居で子どもに迷惑をかけたくない」と考える親も多いのです。

もし、あなたが子どもを持つ親であり、将来、あなたが認知症の症状が進んだとしましょう。

「育ててやったのだから、一生、俺の面倒を見ろ」

「他人に排泄の世話などやってもらいたくない」

あなたはそう考えるでしょうか？

そんなことはないのではないでしょうか。

ほとんどの親は介護のために子どもが自分の人生を犠牲にするようなことは決して望みません。


「同居の親を施設に入れたら、近所で陰口をいわれた」

そんな話をよく耳にします。

まわりの無理解、無責任な言い分に取りあう必要などありません。親の残された時間、子どもが生きなければならない時間を考えたとき、お互いに納得できる前向きな選択をして、施設入居を考えるべきなのです。

ましてや、親の介護のために子どもが仕事を辞めるなど、私はナンセンスとしかいいようがないと思います。

私は、そうした施設で余生を過ごす高齢者を数多く見てきました。また、定期的にその施設を訪れる入居者の子どもの姿も見てきました。

そのほとんどの親子から、やがて訪れるであろう親子関係のフィナーレまでのライフスタイルに納得しているような表情がうかがえました。

親を施設に入居させることを子どもが後ろめたく感じる必要はありません。かりに親を入居させて「親が不憫《ふびん》、かわいそう」だと感じるならば、頻繁に会いに行く、手紙を書くなどといったことを心がければいいのです。

「同居で介護が善、施設で介護は悪」という発想はナンセンスです。

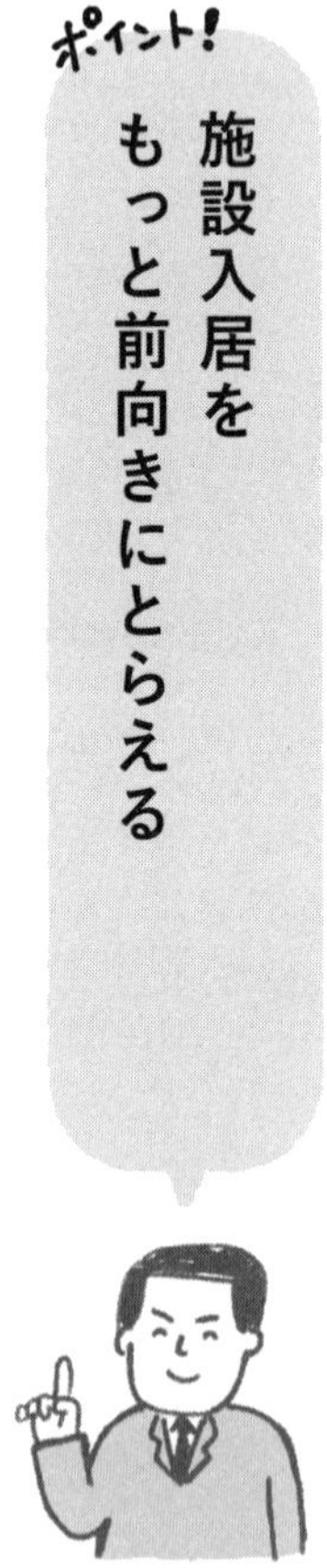
ポイント!
施設入居を
もっと前向きにとらえる

「持ち家」なんか残させなくていい

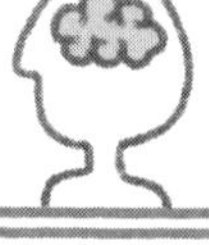

子どもは「親の財産」に依存しない

さらに親のお金に関して、子どもの側にも述べておかなくてはならないことがあります。それは「子どもも意識を変えなくてはならない」ということです。

日本では、一般的に親の財産は子どもが相続するのが、当たり前と考えられています。親のほうでも、できることなら子どものために財産を残さなければならないと考えがちです。

「成人したら、子どもは自立して自分で財産を築くべきだ」という考えが一般的な欧米の風土とは大きく異なります。

日本では老人ホームに入るための費用を自分たちの年金で払いながら「せめて自分の家だけは子どもに」と、自分たちは住んでいないにもかかわらず家を売ることを渋る人も少なくないようです。

少し前、言語学者、エッセイストである外山滋比古《とやましげひこ》さんが子どもに財産を残さないという宣言をしていましたが、私も同感です。私はもっと子どもが自立すべきだと考えています。

親の財産は親のものです。残されることが前提だと考えて、はじめから子どもが親の財産をあてにしてライフプランを考えるのはおかしな話です。

日本の場合、兄弟姉妹がいるときには、親が財産を残せばかなり高い確率で相続争いが起きます。また、子どもが一人っ子で、結婚相手も一人っ子だった場合や、親が子どもと離れて暮らしている場合、今度は別の問題が生じます。

それが「空き家問題」です。

持ち家を有効利用して、幸せな晩年

家は維持するのにも、壊すのにもお金がかかりますから、誰も住まない家は子どもにとっては負担以外のなにものでもありません。

貸家《かしや》として家賃収入が見込めるのであれば、それはそれでいいでしょう。しかし、それはほんのかぎられたエリアにすぎません。

実際、地方では相続した家が空き家になっていて、そこに浮浪者が住みついて治安の悪化を招くような問題が発生しています。

「家を持っていれば安心だ」という日本社会に根強く残る不動産神話の弊害といってもいいでしょう。

それならば、不動産の価値を活かして、老いた親の生活レベルを高めることを考えるべきです。子どもが親の生活費の一部を援助しているケースでは、子どもの負担を減らすこともできます。

そのために、不動産を売却してしまうという選択肢があります。しかし、これもケースによって異なりますが、譲渡所得税、住民税ほか税法上、さまざまな税金がかかります。

そこで一考をおすすめしたいのが、「リバースモーゲージ・ローン」です。

これは都市銀行などが窓口になります。仕組みは以下のとおりです。

- **持ち家を担保化し、その資産価値の範囲内でお金の借り入れができる**
- **年齢制限でほかのさまざまな借り入れができない人でも借りることができる**
- **所有者が死亡した際に銀行が持ち家を売却することでその借り入れは返済される**
- **住宅ローンと同じく、お金を借りてもその家に住んでいられる**

子どもに残そうとか、ただ持っているという自己満足のための持ち家を、楽しい晩年を過ごすために有効利用する手立てとして考えてみてはいかがでしょうか。

子どもは「親の財産をもらって当たり前」と考えてはいけません。それが親の意向だったとしても、一度よく考えてみる必要があります。

できれば、あらゆる可能性をあらかじめ親に話しておくことで、いずれ起こるかもしれないさまざまなお金の問題を回避することができます。

お金が原因で、親子関係のフィナーレが後味の悪いものになってしまったら、それはとても悲しいことです。親が持ち家を自分の楽しい晩年のために使う。「生き金」ならぬ「生き家」を考えてもいいのではないでしょうか。

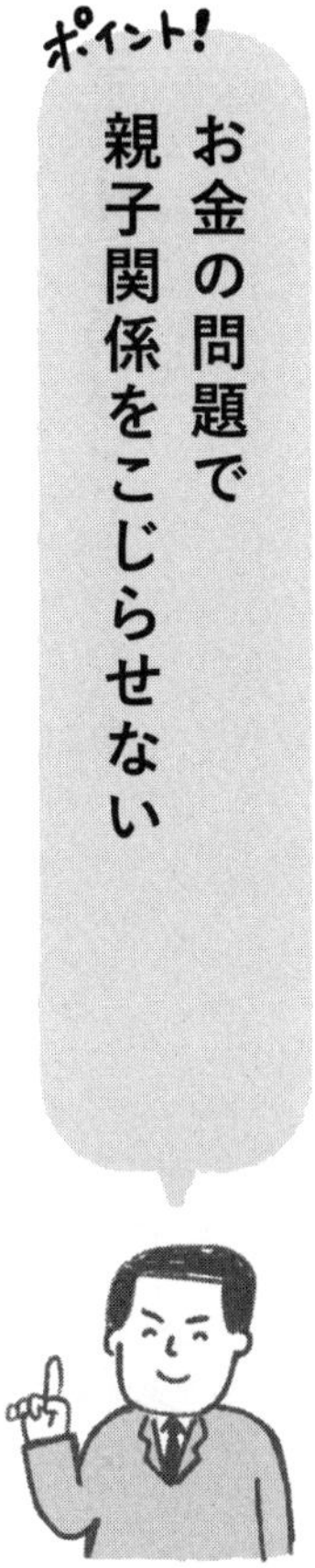
ポイント!
お金の問題で
親子関係をこじらせない

親が希望する死に方について

親の死が現実味を帯びてきたとき

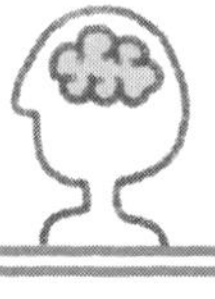

「寝たきりになったとしても、できるだけ長生きしたい」

現在70歳以下で、いま元気に暮らしているなら、そう断言する人は、おそらく少数派でしょう。

現在の私も、もし不治の病に見舞われ、自分がチューブだらけの状態になったとしたら、果たして延命治療を望むかは疑問です。

しかし、それはあくまで「現在の私」の考えにすぎません。

老いた親のそんな姿を見たら、子どもは「かわいそうだ」と早くラクにさせてやりたいという気持ちになるかもしれません。それも無理からぬことです。

ところが、私は医療の仕事に従事するようになってからは、そんな「かわいそう」という思いは、自分の死をリアルに感じはじめている当事者の気持ちを推《お》し量《はか》らない、受け手の勝手な想像にすぎないと感じるようになりました。

そのことを象徴するエピソードがあります。

以前、あるテレビ番組で北野武《きたのたけし》さんと共演したときのことです。

収録の合間に、ふと武さんがつぶやきました。

「なぁ先生、寝たきりになってまで生きたくないっていうけど、あれは嘘だよな」

唐突なつぶやきでしたが、私は素直に「嘘だと思いますよ」とお伝えしました。

すると彼はホッとしたような笑みを浮かべてこういったのです。

「そうだよなあ！　いや、うちのババアがさ、元気な頃は『武、もし私が寝たきりになったら殺してくれよ』なんていっていたんだけど、いざ寝たきりになったら『武、ちゃんと先生に金、包んでるか』だってよ！　いやあ、参ったよ。やっぱり死にたくねえんだな」

忘れられない武さんとのやりとりです。

自分が「かあちゃん子」であることを常々口にしていた武さんですが、その頃、お母さまは入院しておられたようです。

親が元気なときに希望した死に方であっても、いざ、実際に死が現実味を帯びはじめたときには、多くの場合ほとんど意味をなさないことを実感した出来事でした。

「リビングウィル」をどうとらえるか

最近では、元気なうちの意思を尊重しようと「リビングウィル（＝生前意思、あるいは、それを記した遺書）」が注目されていますが、子どもとしては、それにどう対応していいかは難しい問題です。

「ボケたり、寝たきりになったりしたら殺してほしい」

「治る見込みのない病気にかかってしまったら、積極的な治療はしないで自然に任せてほしい」

「無理な延命措置はせず、緩和ケアで穏やかに過ごしたい」

まだ元気な高齢者が、こんな希望を語るのをよく耳にします。

ところが、これまで私は寝たきり状態や認知症の高齢者をたくさん見ていますが、実際に寝たきりになった、あるいは認知症の症状が進んだからといって「殺してくれ」などという高齢者はまずいません。

つまり、寝たきりになったら寝たきりになったで、生きていたくなるのが人間なのです。死が現実味を帯びはじめると、誰でも生きることへの執着が強くなるのではないでしょうか。

認知症が進んでくると、高齢になった人が子どもやまわりの人に対して、これまでの口調を変えて、急に敬語を使うようになるケースがあります。これは「相手とケンカをしたくない」「ケガをしたくない」、あるいは、「見捨てないでほしい」という安全を求める本能からきているように思えます。

「親の敬語」は「生きたい」という意思の現われだといっていいかもしれません。

「寝たきりになったら早く死にたい」

「子どもに迷惑をかけるくらいなら、治療なんかしなくていい」

こんな親の「リビングウィル」に子どもが縛《しば》られる必要はないと私は考えます。

欧米の安楽死が認められている国でも、その手段は痛みや苦しみから逃れるためのものと考えられており、まわりに迷惑をかけるから安楽死を望むということはほとんどないとのことです。

重い痛みや苦しさを伴う治療については、熟慮が求められますが、子どもは老いた親に対して、可能なかぎり生き延びるための治療を受けさせるべきだと私は考えます。

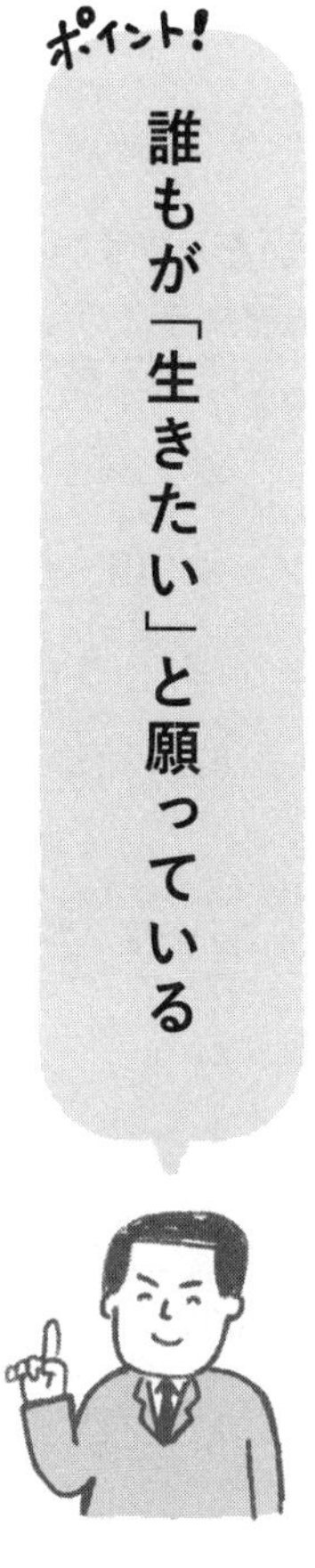

先生《せんせい》！　親《おや》がボケたみたいなんですけど……
—「老年精神医学《ろうねんせいしんいがく》」が教《おし》える認知症《にんちしよう》との付《つ》き合《あ》い方《かた》

平成30年11月10日　初版第1刷発行

著　者　和《わ》田《だ》秀《ひで》樹《き》

発行者　辻　浩明

発行所　祥《しよう》伝《でん》社《しや》

〒101-8701
東京都千代田区神田神保町3-3
☎03(3265)2081(販売部)
☎03(3265)1084(編集部)
☎03(3265)3622(業務部)

印　刷　萩原印刷

製　本　積信堂

ISBN978-4-396-61669-4 C0095

祥伝社のホームページ・http://www.shodensha.co.jp/